实用
精神卫生诊疗
技能手册

李 保 刘虎子 田 峰 ◎ 主编

清华大学出版社
北京

内 容 简 介

本书涵盖了精神病学的重点内容，从精神检查评估、常见心理治疗方法、精神卫生与多学科诊疗到常见精神药物都进行了详细说明；重点介绍了精神障碍疾病的分类、诊断、检查及治疗技术。本书实用性强，为基层精神科医师、非精神科专业的医师及医学生提供一个精神疾病的诊疗工具。

图书在版编目（CIP）数据

实用精神卫生诊疗技能手册 / 李保，刘虎子，田峰主编. — 北京：清华大学出版社，2019
ISBN 978-7-302-51943-0

Ⅰ.①实⋯　Ⅱ.①李⋯　②刘⋯　③田⋯　Ⅲ.①精神病－诊疗－手册　Ⅳ.①R749-62

中国版本图书馆CIP数据核字（2018）第300253号

责任编辑：肖　军　周婷婷
封面设计：吴　晋
责任校对：赵丽敏
责任印制：丛怀宇

出版发行：清华大学出版社
　　　　网　　址：http://www.tup.com.cn, http://www.wqbook.com
　　　　地　　址：北京清华大学学研大厦A座　　邮　编：100084
　　　　社 总 机：010-62770175　　　　　　　邮　购：010-62786544
　　　　投稿与读者服务：010-62776969, c-service@tup.tsinghua.edu.cn
　　　　质量反馈：010-62772015, zhiliang@tup.tsinghua.edu.cn
印 装 者：三河市少明印务有限公司
经　　销：全国新华书店
开　　本：165mm×235mm　　印　张：16　　字　数：228千字
版　　次：2019年2月第1版　　印　次：2019年2月第1次印刷
定　　价：48.00元

产品编号：081659-01

编委名单

主　编　李　保　刘虎子　田　峰

编　者（按姓氏笔画排序）

义晓燕　王　欣　王志斌　王经亚　王继红

毛丽娟　田　峰　史　伟　任夏瑾　刘　弘

刘　磊　刘虎子　李　保　余文婷　张志鸿

武　丽　高　红　郭晋政　曹立新　韩晓蕾

游馥蔚　雷　蕾

据 2017 年精神疾病调查显示，我国精神心理疾病患病率达 17.5%，其中抑郁障碍患病率 3.59%，焦虑障碍患病率 4.98%，各病种患病率均呈上升趋势。而我国精神科执业（助理）医师仅有 27 733 人，心理治疗师 5000 余人，总计只有 3 万多人，远远满足不了我国人民的心理健康需求。心理健康需求的爆发式增长，专业医师的数量不足、质量的参差不齐，已经成为我国精神卫生、心理健康工作面临的一大难题。

为了响应国家卫生健康委员会关于《全国精神卫生工作规划（2015—2020 年）》的工作安排，山西省卫生健康委员会于 2018 年组建了山西省精神科专科联盟，精神科专科联盟的工作就是针对全省精神卫生资源不足、分布不均等状况，为适应全省精神卫生工作的发展需要，在《严重精神障碍管理治疗工作规范（2018 版）》等文件的支持下开展的。在精神疾病专科联盟建立之初，为大力推进发展精神卫生事业，本书编者立足山西省，编写了本书。

众所周知，随着医学模式的转变，生物 - 心理 - 社会医学模式已被大众所认可，人们对心理社会层级的健康重视程度逐渐加深，虽然我国精神心理疾病患病率高达 17.5%，但其中重型精神障碍只约占 1%，更多的人是情绪障碍、睡眠障碍、压力无法疏解等原因就诊。如何识别、判断、诊治精神疾病患者的各种情况，需要临床医师、心理治疗师、社会工作者和专科护士等的多方合作。所以，进行精神卫生的观念更新、基础巩固、技能提高就显得尤为重要。

本书旨在为进入精神心理领域的相关人员提供基本的精神医学观念，奠定专业基础，希望帮助他们提高自身的专业能力；同时也为其他专业的学生乃至民众提供一个窥探神秘繁杂的精神医学的窗口，改变他们对精神心理的传统认识。

全书共有 17 个章节，第 1、2、6 章从精神学基本知识开始，汇总了精神检查及精神症状、医患沟通、精神卫生社会工作者的职责等内容，为进一步学习打下基础。第 3、4、7 章分别介绍了常用心理测评量表、常见心理治疗方法、常见精神药物，实用性很强，使读者对心理测评的常用量表有所认识，学会用其进行辅助诊断。值得一提的是在第 5 章中，介绍了精神卫生与多学科协作诊疗，既体现了精神卫生科的重要性，也体现了时代性，在新的医学背景下，精神卫生科已不单单是一个独立的科室，它与众多科室都有所联系，身心医学、系统方法、整体观念已成为研究的新热点。第 8~17 章每章围绕各类精神障碍进行编写，每一章以相关主题概述的形式开篇，病因紧跟其后。本书的特色，是将问诊策略、诊断要点、诊断标准、治疗原则与方案、中医处理方案归纳总结，紧凑组织、明确编排，有利于读者对繁杂的医学知识的记忆和掌握。每一节附有至少一个病例分析，将理论知识和实际运用相结合，以期帮助读者达到真正理解和掌握的层次。其中医处理方案的编写，正是编者贯彻落实"十九大"精神、坚持中西医并重，传承发展中医药事业的体现。故本书亦可供普通医科院校本科生、研究生及从事临床和科研的医学工作者等参考。

当然，随着我们对临床大医学，精神医学的不断认识，本书会有不断地完善，当前难免会有仁者见仁、智者见智之处。在此，我们恳请各位专家学者、老师和同仁、同学提出宝贵意见，以便编者及时修正。

李保　刘虎子　田峰

2018 年 10 月

目 录

第 1 章　精神检查评估

第 1 节　精神检查及精神症状

【概述】

精神障碍（Mental Disorders）是一类具有诊断意义的精神方面的问题，其特征为认知、情绪、行为等方面的改变，可伴有痛苦体验和（或）功能损害。精神检查（Interview）是对患有精神障碍的患者进行精神状况的检查。在精神检查中需要注意的是：①精神检查的发现很多都是主观的。②丰富的临床知识，宽容接纳的人文主义态度是非常重要的。医患关系是精神科诊断与治疗非常重要的一个环节。

对于部分精神障碍患者，对自己的精神状况缺乏自知力，而精神疾病的诊断缺乏可靠的客观指标，精神科医生就成为患者精神痛苦的间接感受者和行为异常的直接观察者。所以临床诊断的确立，在很大程度上依赖完整真实的病史和全面有效的精神检查，以获得有价值的信息，从而提高诊断的正确率。

精神检查也称为晤谈、会谈或面谈检查。精神科医生与患者交谈的目的：①获取必要信息以便确立诊断。②从完整的人的角度了解患者。③了解患者所处的环境。④形成良好的医患治疗关系。⑤向患者进行初步的精神卫生知识宣教，让患者了解自己的病情。精神科医生本身既是最可靠的诊断工具，也是最有效的治疗工具。

精神检查是一门实践技能，其技术性很强。在检查前对需要检查的步骤及内容一定要做到心中有数。一方面依靠家属提供的患者异常情况及可能的病因作为线索进行检查；另一方面还需要注意患者当时的表现以及在交谈中发现的其他状况，避免受到某些资料及病史的限制而忽略进一步了解、询问和深挖。精神检查时，医生不仅要启发，而且要善于察言观色，观察患者的神态、姿势、情绪及行为，发现患者的细微变化。

【注意事项】

患者的精神症状，不一定每时每刻都能表现出来，症状也可能波动，精神状态也不一定是每个方面都有异常，要想全面了解患者的精神症状，必须要花时间去观察辨认和发现，对于观察到的症状则需要具体情况具体分析，如果仅仅根据短暂而片面的交谈和观察便得出结论，则很容易造成错误诊断，切忌在一次检查中就判断患者有或无某些精神症状，或否定其他医生已经发现的精神状况。

【精神状况检查的内容及症状】

包括四大方面：一般状态，认识活动，情感活动，意志行为。

1. **一般状态（General Status）**

（1）意识障碍（Disturbance of Perception）：是指个体对周围环境及自身状态的感知能力出现障碍。

1）环境意识障碍（Alienation of Environment）：①意识清晰程度：嗜睡（Hypersomnia）：意识的清晰度降低较轻微，患者陷入持续的睡眠状态，可被唤醒，并能正确回答和做出各种反应，但当刺激去除后很快又再入睡。混乱（Chaos）：意识清晰度轻度受损。表现为反应迟钝，思维缓慢，注意记忆、理解困难，能回答简单问题，但对复杂问题则表现茫然不知所措。昏睡（Hypnody）：意识清晰度较混浊更低，近于人事不省的意识状态，不易唤醒，在强烈刺激下可被唤醒，唤醒时答话含糊或答非所问，且很快又再入睡。昏迷（Lethargycoma）：意识完全丧失，以痛觉反应和随意运动消失为特征，对任何刺激均不能起反应。②范围：朦胧状态（Twilight State），在意识清晰度降低的同时，伴有意识范围缩小，在狭窄的意识范围内，可有相对正常的感情剧，除此范围以外的事物，却不能进行正确感知，表情呆板和茫然，联想困难。自动症（Automatism），假性幻觉、物理影响妄想和被控制体验、内心被揭露感及系统的被害妄想组成。突出特点是患者具有强烈的精神上的不自主感。③内容：谵妄状态（Delirium）：在意识清晰程度降低的同时，出现大量的幻觉、错觉,这些幻觉和错觉,以形象鲜明,恐怖性幻视和错视为主,患者往往产生紧张和恐惧的情绪反应。思维不连贯,理解困难,可有片断的妄想。周围定向力障碍,部分患者甚至会丧失自我定向力。具有昼轻夜重的规律。精神错乱(Amentia):思维极不连贯,偶见片断性的幻觉和妄想观念。患者丧失对周围环境的意识和自我意识。患者的运动性兴奋通常是限制在病床范围以内,多表现为无规则地伸展、抖动或翻转身体,动作单调。起病急骤,持续数日甚至若干周。梦样状态(Oneiroid State):外表好像清醒,但患者完全沉湎于幻觉、幻想中,就像做梦一样,与外界失去联系。

2)自我意识障碍(Alienation of Self Consciousness):也称人格意识障碍,对自己心理活动和躯体的独立存在、能动性、统一性和同一性的意识障碍。①人格解体(Depersonalization):指患者对自己各种体验缺乏主观感觉。②双重人格(Double Personality):指患者在同一时间内表现为两种人格。③自我界限障碍(Alienation of Self-boundary):是指在人际关系中,个体不清楚自己和他人的责任和权力范围,无法保护自己的个人空间不受侵犯,也不能确保不侵犯他人的个人空间。④自知力缺乏(Lack of Insight):又称内省力缺乏,指患者对自己疾病的认识和判断能力缺乏。A. 患者是否意识到别人认为他有异常的现象。B. 患者是否自己认识这些现象是异常的。C. 患者是否认识到这些异常现象是自己的精神障碍所致。D. 患者是否意识到这些异常现象需要治疗。

(2)定向力障碍(Disorientation):是指对环境或自身状态认识能力的丧失或认知错误。

1)对周围环境的定向(Orientation to the Surrounding Environment):①时间定向能力(Temporal Orientation):分不清具体时间,如分不清上午、下午等。②地点定向能力(Spatial Orientation):分不清自己所在的具体地点,如把医院认为是自己的家,把工厂认为是学校。③人物定向能力(Character Orientation):分不清周围其他人的身份以及与自己的关系。

2)自我定向(Self Orientation):指对人物以及对自己本身状态的认识能力,是对自身状态认识能力丧失或认识错误。

（3）接触情况（Contact Situation）：主动还是被动，合作程度，对周围环境的态度。

（4）日常生活（Daily Life）：仪表、饮食、睡眠、大小便、卫生自理情况、与他人接触、参加病房集体活动、工娱情况。

2. 认识活动（Awareness Activities）

（1）感知觉障碍

1）感觉障碍（Aensory Disturbance）：系指感觉功能因其传导途径发生病损而致的异常现象。①感觉减退（Hypesthesia）：指在意识清楚时对刺激反应减弱。可累及全部感觉或某一感觉。②感觉倒错（Paraesthesia）：指患者对于刺激产生与正常人相反或性质异样的感觉。如对热刺激产生冰冷感，触及海绵时有针刺感或麻木感。常见于癔症。③感觉过敏（Hyperesthesia）：表现为给予轻微的刺激却引起强烈的感觉，如一个轻的刺激引起较强的疼痛感受，为检查时的刺激与传导路径上的兴奋性病灶所产生的刺激总和引起，是痛觉敏感性增强或感觉阈值降低所致。④内感性不适（Senestopathia）：体内产生不舒适的、难以忍受的异样感觉，且难以描述。

2）知觉障碍（Perceptual Disturbance）：知觉映像在一定范围内保持恒定，它倾向于反映事物的真实状态和属性。①错觉（Illusion）：指患者或健康人对客观存在的刺激物歪曲和错误地感知。②幻觉（Hallucianation）：在没有相应现实刺激作用于感觉器官时出现的知觉体验。

A. 根据所涉及的感觉器官：a. 幻听（Auditory Hallucination）：没有客观声音刺激作用于感觉器官而出现的听觉体验。b. 幻视（Visual Hallucination）：眼前出现各种各样虚幻的形象。c. 幻味（Gustatory Hallucination）：患者尝到食物中有某种特殊的或奇怪的味道。往往因此拒绝进食或饮水；有妄想的患者常联想到食物中被人放了毒药。d. 幻嗅（Olfactory Hallucination）：患者在食物中或空气中嗅到一些特别的、多半是令人不愉快的气味，如腐败气、烧焦气、药品味、粪便的臭气等。e. 幻触（Tactile Hallucination）：患者往往诉说皮肤有虫爬行或针刺感，或电流通过或其他异常感觉。f. 内脏幻觉（Visceral Hallucination）：内脏性幻觉产生于某一固定的器官或躯体内部。患者能清楚地描述自己的某一内脏在扭转、断裂、穿孔，或有昆虫在游走。

B. 根据体验的来源：a. 真性幻觉（Genuine Hallucination）：指患者幻觉的内容与真实事物完全相同。幻觉来源于外在空间，直接通过本人的感官获得。患者通常叙述是他亲眼看到的，亲耳听到的，故患者坚信不疑；伴有相应的思维、情感和意志行为反应。b. 假性幻觉（Pseudo Hallucination）：指幻觉印象不投射于客观空间而来源于"主观空间"，可不通过感官获得，不像客观事物所引起的知觉印象那样鲜明。

C. 根据产生的条件

3）感知综合障碍（Psychosensory Disturbance）：指患者能够正确认知事物的本质，但对它们的部分属性，如大小、形状、比例、色彩或空间、时间关系却产生了歪曲的知觉。它与错觉不同，因为在错觉中被歪曲的常为事物的整体及其基本性质而非部分属性。

①视物变形症（Metamorphopsia）：系感知综合障碍的常见类型。患者感到某个外界事物的形象、大小、颜色及体积出现改变，如患者看到他兄长的脸变得很长，鼻子很大，眼睛很小，像两粒豆粒那样大，脸色像死人的脸色那样难看。可看到外界物体外形增大或变小。

②自身感知综合障碍（Self Psychosensory Disturbance）：患者感到自己身体的某一部分在大小、形状等方面发生了变化。

③空间知觉障碍（Disturbance of Space Perception）：患者对周围事物的距离、空间、位置等感知错误。

④时间知觉改变（Disturbance of Time Perception）：患者对时间的快慢出现不正确的情感体验。

⑤非真实感（Derealization）：又称"现实解体"，指患者对外界事物的属性感觉没有变化，但对事物的印象不生动、不明显、模糊不清，常如隔帷幔、虚无缥缈，缺乏真实感。

（2）思维障碍（Thought Disturbance）：指思维失去正常思维应有的连贯性、逻辑性、目的性等，并失去了完整的对事物的效验能力为症状的精神障碍。

正常思维的特征：目的性、连贯性、逻辑性、实践性。

1）思维形式障碍（Disturbance in Form of Thinking）：思维形式紊乱，包括联想障碍以及思维逻辑障碍。①思维迟缓（Inhibition or Retardation of Thought）：是一种抑制性的思维联想障碍，以思维活动显著缓慢，联想困难，思考问题吃力，反应迟钝为主要特点。②思维奔逸（Flight of Thought）：是一种兴奋性的联想障碍，即指思维联想速度加快、数量增多。患者联想加速，思潮澎湃，新的概念一个接着一个不断地涌现出来。此时患者思维进程虽然很快，但方向却不固定，易受环境影响而离开主题，转移到新接触的事物上去。③思维贫乏（Poverty of Thought）：患者思维内容空洞，概念贫乏，词汇短缺；患者常寡言少语。④思维散漫（Looseness of Thinking）：又称"思维松弛""联想结构松弛"，指患者思维过程缺乏有机的联系。⑤思维破裂（Splitting of Thought）：患者联想断裂，思想内容缺乏内在联系，以致患者的言语，单独就每一句话听来，结构正确，内容可以理解，但整段话中句与句之间却无任何联系，往往仅是一些语句的堆积，缺乏中心思想。⑥思维不连贯（Incoherence of Thought）：表面上与破裂性思维十分相似，但产生的背景不同，它是在严重的意识障碍的情况下产生的。⑦思维中断（Blocking of Thought）：患者思维过程在短暂时间内突然中断，或言语突然停顿，经过片刻后才又继续说下去，称为思维中断。⑧思维被夺（Thought Deprivation）：是指思维中断，患者有当时的思维被某种外力抽走的感觉。⑨强制性思维（Forced Thinking）：指思潮不受患者意愿的支配，强制性地大量涌现在脑内。内容往往杂乱多变且出于患者意料以外，有时甚至是被他所厌恶的。⑩病理性赘述（Circumstantiality）：患者言语量明显增多，但枝节联想过多，整个联想过程迂回曲折，以致思想内容繁杂，主题不突出。患者思维过程的主题转换中带有黏滞性，除了谈到主要问题之外，还插入许多不重要的或无关的、细节的描述、补充和解释，以致这些繁琐的铺叙将基本内容也掩盖了，反映了他的联想过程是迂回曲折而杂乱的。⑪思维化声（Audible Thinking）：指患者思考时体验到自己的思想同时变成了言语声，自己和他人均能听到。⑫ 语词新作（Neologism）：患者自创新词或新字，或用图形和符号代替某些概念，其特殊意义只有他自己才能了解。⑬ 象征性思维（Symbolic Thinking）：指患者将一事物的具体概念与抽象的概念混淆在一起，以一种只有自己才能理解的抽象概念、词句或动作替换某一具体概念。此种关系除患者本人以外别人无法理解其所要代表的含义。⑭ 逻辑倒错性思维（Paralogia Thinking）：指思维联想过程的明显障碍，将一些事情进行病理性的逻辑推理，从而推理过程十分荒谬，既无前提又缺乏逻辑依据，更突出的是推理离奇古怪，不可理解，甚至因果倒置。如一位患者说："我伯伯早已死了，我去看了他的坟墓，他变活了，我已是个死人。"见于精神分裂症、偏执狂及某些病态人格。⑮ 强迫思维（Obsessive Thinking）：又称强迫观念（Obsessive Idea），是指患者脑海中反复多次出现某一观念或概念，伴有主观的被强迫感觉和痛苦感。

2）思维内容障碍（Disturbance in Content of Thinking）

妄想（Delusion）：是一种在病理基础上产生的歪曲的信念、病态的推理和判断。它既不符合客观现实，又不符合所受的教育水平，但患者对此坚信不疑，无法说服，也不能以亲身体验和经历加以纠正。

A. 特征：a. 内容与事实不符，缺乏客观现实基础但患者仍坚信不疑。b. 妄想内容涉及患者本人，且与个人利害有关。c. 妄想内容具有个体独特性，是个体的心理现象，并非集体信念。d. 妄想内容与患者文化背景和经历有关，且通常具有浓厚的时代色彩。

B. 分类：a. 根据妄想的起源：原发性妄想（Primary Delusion）：没有发生基础的方向，内容不可理解，不能用既往经历、当前处境及其他心理活动等解释。继发性妄想（Secondary Delusion）：发生在其他病理心理基础上的妄想，或与某种经历、情景等有关的妄想。b. 按照妄想的结构：系统性妄想（Systematized Delusion）：内容前后相互联系，结构严密的妄想。非系统性妄想（Unsystematized Delusion）：片段、零散、内容不固定，结构不严密的妄想。c. 妄想的内容：关系妄想（Reference Delusion）：认为周围环境中所发生的与自己无关的事情均与自己有关。被害妄想（Persecution

Delusion）：坚信自己被某些人或组织进行破坏，如投毒、跟踪、监视、诽谤等。夸大妄想（Exaggerated Delusion）：认为自己拥有非凡的才能、智慧、权力、金钱、地位等。罪恶妄想（Guilty Delusion）：毫无根据地相信自己犯了严重的错误或罪恶，认为自己是死有余辜，应该受到严厉的惩罚。疑病妄想（Hypochondriacal Delusion）：毫无根据地相信自己患了某种严重的躯体疾病，或者是不治之症，从而四处求医，各种详细的检查和反复医学验证也不能纠正。钟情妄想（Love Delusion）：坚信自己被某一异性或许多异性钟情，对方的一言一行、一举一动都是对自己爱的表达。嫉妒妄想（Jealous Delusion）：无中生有地相信自己的配偶对自己不忠诚，其另有所爱。物理影响妄想（Physical Effects Delusion）：患者感到自己的思想情感和意志行为，受到某种外界力量的控制而身不由己。内心被揭露感（Experience of Being Revealed）：患者感到自己心里所想的事情，虽然没有说出来，也没有用文字书写出来，但是别人却都知道了。

3）超价观念（Over-Valued Idea）：指由某种强烈情绪加强了的、并在意识中占主导地位的观念。一般都是以某种事实作为基础，由于强烈情绪的存在，患者对某些事实做出超过寻常的评价，并坚持这种观念，因而影响其行为。

（3）注意力（Disturbance of Attention）

1）特征：①集中性（Concentricity）：人的心理活动只集中于一定事物上，有一定的范围和广度。②稳定性（Stability）：是心理活动能比较长时间集中于某一活动或客体的特性。③转移性（Metastatic）：根据新的任务，主动把注意从一个对象转移到另一个对象的现象。

2）分类：①注意增强（Hyperprosexia）：在病态心理的影响下，患者特别容易为某事物所吸引或特别注意某事物。②注意减退（Hypoprosexia）：主动注意与被动注意都减退，常需要较强的外界刺激才能引起注意。③注意涣散（Divergence of Attention）：为主动注意明显减弱，即注意力不集中，患者的注意可以很快活跃起来，但难于集中和保持较长时间。④注意狭窄（Narrowing of Attention）：患者的注意范围显著缩小，主动注意明显减弱。

⑤注意转移（Transference of Attention）：主要指被动注意的兴奋性增强，但不能持久，极易为外界变化所吸引。

（4）记忆力障碍（Disorders of Memory）：有关记忆功能的失调或失控，表现为识记和回忆发生困难，输入的信息不能贮存或难以检索。

1）记忆增强（Hypermnesia）：似乎久已遗忘的事件和体验又重新回忆起来，甚至细节都能被清楚无遗地回忆起来，或者有些在他正常时已经完全丧失了的回忆，此时也能够重新恢复。

2）记忆减退（Hypomnesis）：既往经验或重大事件难于回忆或一切新印象转瞬即逝，包括识记、保存、再认和回忆普遍减退，临床上多为远、近记忆均减退，但以近记忆减退较多见。

3）遗忘（Amnesia）：某一时期患者的经验或重大事件记忆的缺失，称为遗忘。①顺行遗忘（Anterograde Amnesia）：不能回忆紧接疾病发生以后一段时间内的经历。②逆行性遗忘（Retrograde Amnesia）：对疾病发生之前的一个时间段内的经历不能回忆。③界限性遗忘（Circumscribed Amnesia）：指对生活中某一特定阶段的经历完全遗忘，通常与这一阶段发生的不愉快事件有关。④进行性遗忘（Progressive Amnesia）：主要见于老年性痴呆。其影响较大的不是直接的识记和保存，而是再认和回忆。

4）虚构（Confabulation）：指患者在回忆中将过去事实上从未发生的事件或经历，说成是亲身体验。

5）错构（Paramnesia）:患者在回忆中,对过去的经历不自觉地加以歪曲，并信以为真。

（5）智能（Intelligence）：是认识世界和应付环境变化的能力，即是个体对客观事物进行合理分析、判断、有目的行为和有效地处理周围事物的综合能力，也是各种才能的总和，是从受教育中获得的能力。

1）精神发育迟滞（Mental Retardation）：又称精神发育障碍，指一组精神发育不全或受阻的综合征，特征为智力低下和社会适应困难，起病于发育成熟以前。

2）痴呆（Dementia）：指较严重的、持续的认知障碍。①全面性痴呆

（Generalized Dementia）：大脑的病变表现为弥散性器质性损害，患者智能活动的各个方面均受到影响，有时还会涉及精神活动的其他方面，可伴有人格的改变。②部分性痴呆（Partial Dementia）:病变只侵犯某些限定的区域，因而智能仅产生部分的障碍如记忆力减退，理解力削弱，分析综合困难等。③假性痴呆（Pseudodementia）：由于强烈的精神创伤而引起的一些类似痴呆的表现，是伴随意识障碍而出现的暂时性脑功能障碍，并非真正智能缺损。

A. 刚塞综合征（Ganser Syndrome）：心因性假性痴呆，表现为对简单的问题给予近似而错误的回答，往往让人感觉是故意或开玩笑。

B. 童样痴呆（Puerilism）：一种在精神刺激后突然出现的、非器质因素引起的智力障碍。患者主要表现为类似一般儿童那样稚气的样子，虽系成人却牙牙学语、活蹦乱跳、撒娇淘气、逢人便称叔叔阿姨。

3. 情感活动（Affective Activities）

是人们在改造客观现实的活动过程中，对现实事物往往采取各种不同的态度，产生各种不同的内心体验，如喜悦、悲哀、恐惧、愤怒等，这就是情感。

（1）情感高涨（Elation）：患者自我感觉非常良好，心境特别愉快、乐观，喜欢与人接近。对客观困难往往估计过低，而对自己的才智自视甚高。

（2）欣快（Euphoria）：指患者出现快乐心情，但其面部表情给人以呆傻、愚蠢的感觉。

（3）情感低落（Depression）：以持续数周、数月或更长时间的情绪低落为特征。

（4）情感淡漠（Apathy）：患者对于外界事物和与自己切身利益密切相关的事件，既缺乏内心体验，又没有面部表情，长期处于无情感状态。

（5）焦虑（Anxiety）：患者在缺乏明显的客观因素或充分根据的情况下，对自身健康和客观情况做出过分严重估计而出现的内心不安。

（6）恐惧（Fear）：指面临不利或危险的处境时出现的情绪反应。

（7）易激惹（Irritability）：一般刺激即可引起患者强烈而不愉快的情绪或激怒。

（8）情感不稳（Labile Affect）：指不恰当、过多地发笑或哭泣，或两者并存。

（9）情感倒错（Parathymia）：患者的情感反应与环境刺激的性质不符。例如，他们在悲哀时表现喜悦，遇到高兴的事反而痛哭流涕或显得无所谓的样子。

（10）情感矛盾（Affective Ambivalence）：患者在同一时间内体验到两种完全相反的情感，但患者并不感到这两种情感的互相矛盾和对立。

4. 意志行为（Volition）

是人为了满足社会和个人的需要，自觉地按照预定目的进行实践活动，并坚决克服活动过程中遇到的困难，以求达到既定目的。那种为了达到既定目的而采取的自觉行动，则称为意志活动。

（1）意志障碍（Dysbulia）

1）意志增强（Hyperbulia）：指意志活动增多，有几种不同的表现。

2）意志减退（Hypobulia）：指患者的意志活动显著减少。表现为对周围一切兴趣索然，意志消沉，对一切都懒于理会，经常独处一隅，整日呆坐或卧床不起，平时行动缓慢，工作、学习好像感到非常吃力，甚至不能进行，严重者日常生活也不能自理。

3）意志缺乏（Abulia）：患者对任何活动都缺乏明显的动机，无确切的企图或要求，不关心事业，不要求学习和工作，缺乏主动性和积极性，行为被动。

4）矛盾意向（Ambivalence）：指对同一事物产生对立的相互矛盾的意志活动，患者对此毫不自觉，无法意识到它们之间的矛盾，因此不能自动地加以纠正。

（2）行为障碍（Behavioral Disturbance）

1）精神运动性兴奋（Psychomotor Excitement）：患者的随意动作及语言显著增加。精神运动性兴奋可能是全身性的，也可能是局部性的。①协调性精神运动性兴奋（Coordinates Psychomotor Excitement）：患者增多的动作、行为、言语、思维、情感、意志等精神活动协调一致，并与环境保持较密切的联系。②不协调性精神运动性兴奋（Incoordinates Psychomotor

Excitement）：患者增多的动作、行为、言语、思维、情感、意志等精神活动不协调，脱离周围现实环境。

2）精神运动性抑制（Psychomotor Inhibition）：患者动作言语普遍减少。①木僵（Stuper）：行为和言语活动完全被抑制。不语不动，不饮不食，肌张力增高，对刺激缺乏反应，保持一种固定的姿势，甚至大小便潴留。②蜡样屈曲（Waxy Flexibility）：在木僵的基础上，患者的肢体任人摆布，即使四肢悬空或放在很不舒适的位置也能维持很久而不主动改变，如同蜡做的人一般。③缄默症（Mutism）：患者始终保持沉默，不主动说话，也不用言语回答任何问题，但有时可用表情、手势或书写表达自己的意见。④违拗症（Negativism）：患者对加于他的各种动作和提示不仅没有反应，反而表现抗拒。⑤模仿动作（Echopraxia）：指患者机械、毫无目的、毫无意义地模仿周围人的动作。⑥刻板动作（Stereotyped Act）：患者持久而机械地重复某一种单调的动作，但并不具有任何目的和意义者称为刻板动作。⑦作态（Mannerism）：指患者做出一些幼稚而愚蠢的姿态、表情、步态和动作，并不离奇，但使人感到好像是故意装出来似的。⑧强迫动作（Compulsive Act）：强迫动作涉及最多的是清洗、反复检查以防范潜在的危险或保证有序和整洁。在外显行为下面隐含着害怕指向自身或由自己引起的危险，所采取的仪式动作是为了避免这种危险而作出的无效或象征性的尝试。

第2节 诊 断

【概述】

1. 精神障碍的诊断和再次诊断，应该是由精神科执业医师完成。而精神障碍的医学鉴定，则需要由有资质的法医精神病学司法鉴定人实施并完成。各级全科医师、县级以下的综合医疗机构的非精神科执业医师，在经过补充并获得了精神科执业资格后方可进行精神障碍的诊断和再次诊断工作。

2. 需要依据卫生部发布的《疾病分类与代码（GB/T 14396—2001）》中 F01-F99 分类及代码，以及现行《国际疾病分类（ICD-10）》中"精神与行为障碍"的临床描述与诊断要点作出精神障碍的诊断、再次诊断和医学鉴定结论。严重精神障碍的判断，需要以疾病症状的严重程度作为基础，同时结合患者社会适应等功能的损害程度、患者对自身健康状况或者客观世界的认识能力，以及处理自身事务的能力进行综合判断。

3. 精神科执业医师必须亲自对患者进行检查，同时向知情人或家属了解病史，方能完成精神障碍的诊断。对患者本人的各种检查结果是诊断精神障碍的最主要依据。既往病历和诊断可以作为当前诊断的重要参考信息，但是，不可以当做当前诊断的唯一证据。门诊患者的诊断应在不超过连续 3 次的就诊过程内作出，住院患者的诊断应在入院后 72 小时内作出。

4. 如果患者病情复杂需要延长观察时间，或者因各种各样的客观原因而导致难以在规定时间内作出诊断的，可以延期诊断。在延长期间内，应当努力消除客观因素，并记录在病历上。延期诊断时限：门诊患者为 6 次的连续门诊，住院患者为 14 日。

5. 如果延期后仍然无法明确诊断的患者，医疗机构应当在延长期截止后的 7 日内组织会诊，会诊医师应是副主任医师以上职称的精神科执业医师。如果患者在延长期结束前申请会诊，医疗机构组织会诊的时间应当是在接到申请日起的 7 日内。

6. 如果经过具有副主任医师以上职称的精神科执业医师在诊断或者会诊结论得出之前，评估到患者因为精神症状而导致具有伤害自身或者危害他人安全等危险性，应该对患者采取必要的治疗措施，并在病历中详细记载。

【诊断过程】

在经过详尽的精神检查、躯体及神经系统检查、实验室检查、脑影像学检查和神经心理学评估后，精神科医生便可以对患者当前的精神状态作出初步判断，再进一步结合家属或知情人提供的完整病史资料，特别是对发病经过、个人史、相关社会心理因素等资料，进行分析归纳总结，从而得出"目前诊断"，这就是精神障碍的诊断过程。

在精神科诊断的过程中，需要考虑以下几方面的因素：

1. 横向诊断过程 横向诊断：包括精神症状的现状检查与精神活动的动态观察两个方面。

精神症状的现状检查是可以发现当前状况下占优势的精神活动。但是，因为某些疾病本身就具有波动性，而某些患者的症状表现又具有场合的选择性。所以仅凭借横断面、静态地观察患者的精神状态肯定是片面的。

2. 纵向诊断过程 诊断是需要结合患者的年龄、性别、职业、生活环境、疾病史、既往人格特点、家族史、起病形式以及病程特点来综合考虑。

比如脑器质性精神障碍、中毒性精神障碍的病史及接触史。起病形式有急性、亚急性和慢性，病程发展有发作性、间歇性、周期性、进行性等几种形式。急性起病常为感染、中毒所致的精神障碍以及应激性障碍和癔症；精神分裂症通常起病隐袭，进行性发展；情感性精神障碍多为阵发性或反复发作。

【诊断流程】

1. 提出鉴别诊断

（1）按照安全的等级制度排列鉴别诊断：安全的诊断可以帮助患者恢复受损的认知能力，治愈躯体疾病，甚至使一个垂危的生命使以挽救，包括最倾向（最危险、治疗效果最好、预后最好）的诊断、中间等级、最不倾向的诊断。处于安全层次最优先的是需要紧急治疗、可能对治疗反应最好和预后最好的情况；其次是处于安全层次的中间地带其他情况；安全层次等级最低的是治愈希望渺茫、预后不好的情况。

（2）家族史虽然可以给诊断提供一定的信息，但是不可以完全相信记录，临床医师应该对每个家族成员尝试进行再次诊断。

（3）躯体障碍和对疾病的治疗可能引起或加重精神症状。

（4）如果症状不一致或者治疗效果不理想时，可以考虑躯体化障碍的诊断。

（5）物质的使用也会引起多种精神障碍。

（6）需要考虑心境障碍，因为该疾病具有普遍性、潜在危害性和容易获得治疗等特点。

2. 如果病史信息相互矛盾，则

（1）病史优先于当前存在的精神症状。

（2）现病史一定优于既往史。

（3）有时间接提供的信息的可信度大于患者本人所提供的。

（4）体征优于症状。

（5）谨慎评估危机。

（6）客观所见一定优于主观判断。

（7）对于疾病应该倾向于最简单的解释。

（8）宁愿选择更为常见的诊断。

（9）注意是否存在矛盾信息。

3. 分析不确定性

（1）用过去的行为预测将来行为。

（2）某种障碍的症状出现得越多，越增加诊断的可能性。

（3）典型的特征越多越会增加可能性。在不典型特征出现时，寻找替换物。

（4）先前治疗的独特反应会增加诊断的可能性。

（5）当不能肯定诊断时，使用"未确诊"这个词。

（6）要考虑患者存在完全没有精神诊断的可能性。

4. 多重诊断

（1）某个单一的障碍不能充分解释症状时使用多重诊断。

（2）急性起病并伴随一个轴1障碍时，尽量避免诊断人格障碍。

（3）多重诊断的首位应该是最紧急、最能治疗或是最特殊的一个。尽可能按年代列出诊断。

【注意事项】

1. 诊断思维：精神科医生在横向与纵向的诊断过程中，全面掌握了患者当下的精神状态和其动态变化，及其生活方式、发病前相关的社会心理因素，综合分析遗传、躯体疾病、药物等生物学因素在起病中的作用，就可以归纳出与患者情况近似的一类患者的共性，从而按照精神科分类诊断标准 ICD-10 中的进行诊断。但是对于初学者来讲，切忌在初始接触患者时就草率形成某一诊断假设，随后所有的工作都是按此假设的框架进行"证据"的搜集。

2. 等级诊断：在诊断过程中，要根据等级诊断，首先要确定患者是否有可能患有器质性疾病，只有在排除了器质性疾病之后，才能考虑"功能"性精神障碍。但是，在诊断"功能"性精神障碍的过程中，需要考虑是精神病性（有幻觉、妄想、现实检验能力丧失等）的障碍，还是非精神病性（神经症性，没有上述重性精神病性特征）的障碍。同时还应该考虑人格因素和心理应激因素与疾病的关系。

3. 科学的临床决策——"5A 程序"步骤：

（1）提出问题（Ask）：在自己习以为常的治疗措施、无法克服的难题、每天重复的工作等方面找出问题。

（2）寻找问题证据（Acquire）：可利用各种工具，如课本、书籍、"4S"信息服务系统［是指研究（Studies）、综合（Syntheses）、摘要（Synopses）和系统（Systems）］等。常用的系统有临床证据系统、美国医学科学网站和最新证据系统。

（3）评价证据（Appraise）：可以采用 VIP 系统，即可信度（Validity）、重要性（Importance）和实用性（Practice Application），所有研究方法中前瞻性随机双盲对照可信度最高。

（4）应用证据（Apply）：在临床工作中应用全面获得的目前最新的、最佳的证据。

（5）评价结果（Assess）：评价最佳证据应用于临床后的结果。

以上 5 个步骤不断地反复循环，以促进科学临床思维的形成与发展，从而做出科学的临床决策，最终提高临床诊治水平和能力。

第 3 节　问 诊 策 略

精神科问诊与其他学科不同，完整的精神问诊应该包括两大部分内容：一是病史采集；二是精神检查。

【精神科病史采集特点】

下述条目同样适用于对患者进行精神检查：

1. 精神病病史的了解应该面向患者一个或多个的亲属。

2. 注意疾病是如何开始发展的，病情好转或加重的因素，注意比较发病前后的情况。

3. 问诊者在采集病史的过程中要获取具体的临床征象。因此，有些重要的例子应该具体地记录下来，以便理解分析。

4. 一些与病史有关的问题需要直接询问患者，但有时要有意给患者一些机会让其自由发挥，偶尔会搜集到有些意想不到的资料。

5. 明确症状的性质之后，才询问发生的时间以及使之好转或加剧的因素。

6. 在问诊过程中，医生需要让病史提供者或患者围绕与病史有关的话题进行描述，必要时作些引导。

7. 在患者的书信或日记中，有时可以发现重要的病史和检查材料。

8. 在问诊的同时，还要观察患者的情绪反应、语气、面部表情和行为，这对问诊不合作的患者尤其重要。

【内容】

1. 一般项目　包括姓名、性别、年龄、婚姻、民族、职业、籍贯（出生地）、单位、住址、就诊或入院日期、记录日期、病史陈述者及可靠程度。

2. 主诉　患者感受最明显的症状或体征和（或）家属送患者就诊的主要目的，应言简意赅（20字内）。

3. 现病史　是病史的主要组成部分，指患者本次疾病的发生、演变、诊疗等方面的详细情况，应按时间顺序书写。内容：包括发病情况、主要症状特点及其发展变化情况、伴随症状、发病后诊疗经过及结果、睡眠和饮食等一般情况的变化，以及与鉴别诊断有关的阳性或阴性资料等。

4. 既往史　指患者过去的健康和疾病情况。包括既往一般健康状况、疾病史、传染病史、预防接种史、手术外伤史、输血史、药物（食物）过敏史。

5. 个人史　母亲妊娠到发病前的整个生活经历，但应根据病种和发病年龄有所区别。包括：发育、学习、家庭教育情况和双亲关系，工作情况、生活的特殊遭遇，婚姻情况、夫妻生活情况，性格特点、兴趣爱好、宗教信仰，社会背景和居住环境。

6. 月经史 初潮年龄、月经周期、行经天数、末次月经日期、闭经日期或绝经年龄等，记录格式如下：初潮年龄 行经期（天）/ 月经周期（天）末次月经时间（或绝经年龄）、经量、颜色、有无痛经、白带情况（量多少及性状）等。

7. 婚姻及生育史 婚姻及生育状况。

8. 家族史 双亲人口学资料。家庭结构、经济和社会状况。家庭成员间关系。精神病家族史（二系三代）。

9. 风险评估 自杀风险评估、攻击风险评估、外走评估、藏药评估等。

【注意事项】

1. 注意保护患者隐私：最好不要当着陌生人的面开始问诊。询问是否需要患者家属在场，应尊重患者的意见。检查过程不要被频繁打扰。

2. 充分聆听，要有耐心以保证掌握患者传递的重要信息。

3. 敏锐的洞察力：对患者的非言语行为进行观察。

4. 良好的内省能力。

5. 丰富的学识与经验：设法与患者找到共同语言，除了学识之外，还要有经验。

6. 适时的礼节、得体的仪表和友善的举止和态度。

7. 评价、赞扬与鼓励语言恰当合理地运用，促进医患关系，使患者受到鼓舞而积极提供信息。

8. 医生需要了解患者的就诊目的和确切的要求，明白患者的期望。

（高 红）

第 2 章　医患沟通的应知应会

第 1 节　医务人员在医患沟通中的职业特点

【医生角色特征】

医生是一个多种角色的集合体，既是治病者，需要对每一位患者负责。也是一位公民，需要对社会负责。还是协作者，需要正确处理医际关系。

医生担任着诊断疾病的角色，他（她）需要根据医学知识、检查结果、辨证思考来明确患者的病因及治疗方案，要处理与患者及其家属、上下级医生、护士、实习生等的关系，这既需要丰富的医学知识，也需要医生具有良好的沟通能力、理解能力、协调能力等。医生也担任着对患者及其家属回答医学知识的任务，充当咨询者的角色，要回答患者及其家属的各种医学问题，这不仅需要丰富的医学知识储备，还需要医生有足够的耐心和理解。同时，医生还要作为教育者，帮助患者建立正确的生活习惯，对其不良的行为方式、饮食习惯等进行劝导，传授基本的医学常识，对疾病防控有更深的认识，减少相关疾病的发生。最后，随着医学模式的不断转变，人文关怀越来越重要，医患关系模式也已发生变化，医生还需担任朋友的角色，不仅要处理患者身体上的不适，也要对其心理健康提高重视，理解其心理上的痛苦，倾听他们的烦恼，进行感情上的沟通与关怀。

【医生职业特点】

1. 技术专业　医生需要经过专业的知识学习和技能训练，并获得资质认可，才能够正式从业。

2. 感情中立　在对每一位患者的诊治过程中，医生必须时刻保持感情的中立性，当医生在感情上趋近于患者时，就会影响诊治效果，无法客观地考虑诊疗手段。

3. 对象的同一性　医生要对每一位患者一视同仁，平等地给予所需要的治疗和照顾，虽然有时很难完全做到。

4. 职能专一　帕森斯认为"医生要严格地把自己的工作范围限制为医务工作，禁止医生把他的工作范围扩大到医务工作以外的其他方面"，但是，随着医学模式的转变，医生的职责范围也不断扩大，日益进入社会和心理领域。如何把握自己的职责范围值得广大医务人员思索。

5. 服务范围广泛　医生的工作对象是患者，具有全人类性，任何国家、任何阶级都需要医生这一职业。

6. 救死扶伤的高尚性　救死扶伤体现了医生这一职业最本质的特征——高尚性，也反映了医生的崇高的社会地位。

7. 医疗工作的艰巨性　医生在医疗过程中，不论何时都要恪尽职守，对患者要认真、负责、热情、体贴。由于医疗工作是一种连续性的工作，对医务人员的体力、精力消耗严重，需要医务人员具有坚强的意志力。

由于科学技术发展的局限，目前的医疗技术对许多疾病的病因、诊疗、预后没有较好的方法，导致许多患者因此受到身心伤害，所以医务人员在医学发展道路上的探索任重道远。

第2节　医务人员在医患沟通中的行为准则

【诊疗中的行为原则】

1. 问诊中的行为原则　医生对患者的问诊是一系列复杂的过程，需要结合患者的既往史、现病史、家族史，目前的各项生化指标，才能作出初步诊断。在这一过程中，医生需全程做到：态度和蔼、耐心倾听、语言得当。

2. 体格检查中的行为原则　要做到全面系统、认真细致，关心患者身体及心理上的痛苦，尊重患者。

3. 辅助检查中的行为原则　要求综合分析，目的合理，加强沟通，知情同意，实事求是。

4. 病历书写中的行为原则　内容真实、完全。科学规范，强化管理。

5. 药物治疗中的行为原则　掌握指征对症用药，合理配伍，增强疗效。接受监督安全用药。

6. 手术治疗中的行为原则　手术前严格掌握手术适应证，手术动机纯正。调查制定最佳处事方案，确保手术安全。遵循知情同意原则签订知情同意书。手术中要关心体贴服务周到，态度认真作风严谨，密切配合，团结协作。手术后要协管查勤与护理。减轻痛苦，加速康复。

7. 会诊、转诊中的行为原则　做好会诊、转诊前的各种准备工作。认真负责，实事求是，相互尊重。知情同意，合理安排。

【医务人员的道德行为准则】

医务人员、护士的职业道德是整个道德体系中的一个子系统。医德是规范医务人员护士医疗行为的准则，它指导着医疗行为，促进医疗行为与社会、公众和患者的和谐统一。医疗职业道德重点应强调以下几个方面：

1. 坚持患者第一，尊重和维护人的生命，在医疗活动中要以人为本，以患者为中心，这是医务人员职业道德的本质和核心。

2. 尊重患者权利，医务人员应该在能力范围内和伦理允许的范围内尽力满足患者的合理诊疗要求，不得以任何借口拒绝患者合理的就医要求。

3. 医疗服务公平，医疗服务中要平等待人，不以患者的性别、年龄、文化程度、宗教信仰等区别对待，不许因其他因素出现诊疗服务方面的不公平。

4. 诊疗服务最优化，要综合考虑患者病情、近远期疗效、患者经济承受能力等各方面因素，充分利用诊疗的物质条件，发挥优良的诊疗技术水平为患者解除病痛。

5. 坚持医疗保密，医务人员应坚持保密制度，保护患者的隐私。

6. 坚持医患互动，医务人员的言语行为能够对患者产生巨大影响，因此要坚持良好的医患互动，建立良好信任的医患关系。促进医患间人际吸引

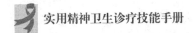

的增强，这有利于疾病的恢复和构建和谐社会。

【中医文化的体现】

中医文化对确定传统医学的性质、维护医疗秩序、促进医患关系和谐都发挥了积极的作用。

1."仁" "医乃仁术，无德不立"，关爱患者是一个医者必须具备的品质，也是作为一名合格医生的必备条件。这与当代医生将患者利益放在首位实行社会主义人道主义具有异曲同工之妙。

2."义" 中国传统医德强调以医济世，廉洁行医。而当代医生行医的最高原则就是"救死扶伤，防病治病，为人民服务"。

3."礼" 指人们行为的最高准则和道德规范，也指礼仪文饰。这与当代医生重视着装、接待患者、进行医疗行为时的行为规范一样。既体现了医务人员的素养，又提高了医务人员服务人民大众的水平。

4."智" 不论是古代传统医家的勤奋苦读，还是当代医学要求医生应具备足够的专业知识和人文素养，都要求医务人员拥有较高的智力水平，在此基础上他们才能获得医学知识，进行临床实践，救死扶伤。

5."信" 乃人生之本，无信则不立。医务人员在诊疗活动中对患者要诚实，尊重患者的知情同意权，以诚相待，建立良好的医患关系。诚信是医生必备的职业素养。

第3节　医患双方的心理行为特征

【医务人员的正性心理特征】

1.忠于职守　医务人员把做好本职工作，诊治患者作为自己应尽的职责，尽自己最大努力诊治患者，履行救死扶伤、悬壶济世的责任。

2.同理心　医务人员对患者怀有同理心，要理解患者身心上所承受的痛苦。当然，这种同理心要有一定原则，严格按照规章制度办事，不能因同情心触犯法律、法规和医院规章制度。

3. 自信与自豪　医务人员在深入一线医疗工作一段时间，为群众查病治病的过程中，耳闻目睹了疾病带来的灾难和造成的痛苦时，触景生情，会导致人产生不同的感情，会感到自己所从事事业的伟大，感到自身价值的高尚，产生自豪、自信和强烈的荣誉责任感，意志更加坚定，工作热情，积极奋进，刻苦钻研，渴求知识。这是大多数中青年医务人员的心理特征。

4. 渴望尊重的需求心理　每一个工作者都希望得到他人的肯定与理解，医务人员也不例外。作为一名具有专业技术的医务人员，其社会价值应被肯定、尊重，自我实现的需求渴望满足，希望得到患者及其家属的认可。然而，由于近年来医患关系的紧张，以及一些媒体不负责任的舆论引导，导致全社会对医务工作者产生了误解，加之受晋升、子女就业、待遇等问题困扰，因而一些医务人员情绪低落，牢骚满腹。渴望被外界尊重，获得外界的理解，这是长期工作在医疗战线上的医务人员，尤其是老医务人员的心声。

【医务人员的负性心理特征】

1. 自卑与受挫　医务人员多系医学院校毕业，受过专业医学教育，渴望成为受人崇敬的医务人员。然而，当他们中的许多人跨入医院的大门，进入医疗行业后，了解到其性质和工作内容时，会感到有很大落差。有些人发现花费数年所学知识和现实工作有很大差别，因此，自卑和失败心理油然而生，深感前途渺茫，呈现出动机得不到满足时的情绪状态，精神萎靡不振、情绪低落，呈现消沉、固执和妥协状态。这是多数年轻医务人员的心理行为特征。

2. 骄傲与施恩　有些医务人员认为自己的医术高于别人，目中无人，无视同事，不听取患者意见。有些医务人员以施恩者自居，认为给患者看病是对患者的恩惠，高高在上。

3. 忧虑与胆怯　医疗工作充满了极大的风险，有些医务人员因此而束手束脚，害怕做出决定会导致不良后果，因此在医疗工作中思前想后，不能做出果断的决定，容易错过最佳治疗时机。

4. 趋利心态　由于医疗行业的特殊性，以及受到社会不良风气的袭扰，一些医务人员心理出现失衡，价值观发生偏移，把利益放在第一位，只重视眼前利益，出现向患者索要红包，收受药品回扣等行为。

【职业性"冷漠"心理】

医务人员职业的特殊性，决定了医务人员为了确保对病情的判断和操作，会时刻保持冷静。而医务人员的这种冷静往往被误认为是"冷漠无情"。另外，医务人员为了能在职业环境中保持自身的心理健康，会不自觉地采用一些心理防御机制。不使自己受到患者情绪的影响就是一种心理防御，但容易被误解成对患者"冷漠无情"。在很多时候会使患者感到无助、焦虑，甚至绝望，有的医务人员把患者当作一台机器，给患者看病毫无感情，这不利于对患者的人文关怀和良好医患关系的沟通，这也是医患纠纷产生的一个重要原因。

【防御性医疗行为】

防御性医疗行为（Defensive Medicine Behavior）亦称自卫性医疗行为或保护性医疗行为，指医师为患者进行治疗、检查的目的不是完全出于对患者诊断和治疗的需要，而是保护医师不受到批评、指责，也包括医师试图减少承担医疗风险的责任。

防御性医疗行为最早于 1978 年由美国 Tancredi LR 等提出，在欧美国家研究较为深入。据调查，防御性医疗行为普遍存在于我国，几乎波及了每一位从业医师。我国医师的防御性医疗程度较高的行为包括：增加了各种医疗转诊、会诊。多进行各种化验、检查。回避收治高危患者或进行高危手术。回避采用有风险的诊断检查或治疗方法。更加认真、仔细的病情记录。为患者做更为详细的病情解释工作。各种普查和筛选检查更为细致。医疗服务中做更多的审核工作。

【过度医疗行为】

1. 过度医疗行为（Excessive Medical Behavior）　指医疗行业提供了超出

个体和社会医疗保健实践需求的医疗服务。

2. 产生原因　医疗市场中由于医、患和第三方供给者之间的信息不对称状态，使购买医疗服务这一过程出现了很大的风险和不确定性，诱导需求出现，促进了过度医疗行为的发生。医疗服务市场的特殊性很大程度上影响了医疗消费的适度性，医疗卫生服务与其他行业服务相比存在着显著差异，具有不可选择性、不可逆转性和信息不对称，这些差异性和特殊性导致医疗卫生服务的提供者具有垄断性，容易导致过度医疗行为产生。医务人员为规避责任，减少风险而对患者实施超出规范化诊疗，以及规避高危患者或高危诊疗程序的医疗行为（防御性医疗行为）增加了患者的医疗消费成本，也助长了过度医疗消费。

【患者的心理行为特征】

1. 害怕与恐惧　一般来说，大众对专业的医学知识储备相对匮乏，在疾病来临时，对疾病的认识不足，对疾病的看法容易人云亦云，尤其现在网络发达，在上网简单搜索后，更是对自身疾病产生害怕、恐惧心理，在来医院之前就对疾病失去信心，认为自己可能难以治愈。患者出现的害怕、恐惧情绪，都是其正常表现，医务人员要正确处理这些患者及其家属的害怕恐惧情绪，对其进行简单的医学知识科普，让其正确认识自身疾病，对疾病不再道听途说。

2. 焦虑与压抑　患者在诊疗过程中，可能会因疗效过慢、效果不佳或因身心痛苦而出现焦虑、压抑情绪。有研究发现，一些慢性疾病患者易出现抑郁情绪，甚至可能导致抑郁障碍。

3. 委屈与愤怒　患者在治疗过程中，可能会认为医务人员不理解自己的痛苦、对自己不够关怀而产生委屈、愤怒情绪。随着医学模式的转变，人们对人文关怀重视不断提高，社会对医务人员在诊疗过程中的关怀程度提出了更高的要求，医务人员需要更多地了解患者的心理痛苦，不能只单一的治疗身体上的疼痛。

4. 迁怒与发泄　患者在身心痛苦的时候，对情绪控制能力下降，易对周

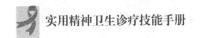

边人群产生迁怒情绪，除对亲人更易发怒外，对医务人员也有同样的情绪，易将自己的情绪过多地发泄给身边人，家属及医务人员要理解患者的这种情绪表现，要有更多的耐心。

第4节　医患沟通技巧应用举例

【应用举例】

1. 当对方处于不良的情绪（或认知状态）时，一定要同理并协助患者接受目前的状态。

对方表现出哭泣、愤怒、悲伤等情绪时，切忌劝对方："别哭了，别气啦，别难过啦。"

因为处于那个情景，那个时间段，对方表现出的难过、生气是无法控制的。之所以处于不良情绪（或认知状态）中，不是我错了或我笨或我不理性，而是我需要、我必须、我一定要、我只能这样做。正因为如此，生气的人最不喜欢别人劝他别生气了。

虽然如此，但对患者来说，是不接受自己的不良情绪（或认知）的，或不愿意让自己的不良状态持续时间太久。如果这时候，旁人劝其"别哭了""别气了"，要求其从中走出来，会使得患者更无法"接受"自己目前不良的情绪（或认知）。

只有当别人"接受"他不良的自我状态，当事人才有可能"接受"自己不良的情绪（或认知）。

此时应该协助患者接受其不良的情绪（或认知），说"气坏了吧！谁能不生气呢""谁能不哭呢""还好是你，有多少人受得了啊！""谁会不生气啊""谁会不伤心啊！""你当然得这样子啊！……

患者听到这些别人接受他不良情绪（或认知）的话，才会接受自己目前的状态。

2. 当对方否定其不良情绪（或认知）状态时，需要协助患者肯定过去所发生的一切的价值。

人们常常习惯从不良的结果中寻找经验，同时否定当事人过去所做事情的价值，或者指出对方的错来让自己释怀。但是，这样会让对方更痛苦欲绝，认为自己从开始就错了，从而进一步陷入自责、悲伤、痛苦中，从而无法从痛苦中走出来。

所以我们绝不能用"现在"来否定"过去"。现在的不好，并不能否定以前的好。"这么长时间辛苦过来的，不能因为现在出了错，就否定一路上的辛苦与努力""现在虽然这样，可是你以前的好，我们都知道"。从而进一步共情对方。

患者最希望的就是别人肯定他过去的付出，肯定他的努力，肯定过去的他。只有真的接受与肯定过去的一切价值，才能真正地接受自己目前的不良情绪（或认知）。尊重对方以前的付出与成就。

3. 协助患者肯定不良情绪（或认知）背后的价值

一个人如果不能接受自己负向的情绪（或认知），就不能肯定过去的价值。否定了过去的价值，就更无法肯定自己不良情绪（或认知）背后的价值。

"气有什么用""再这样下去，你真的就完了""其实你也知道，这样子是没有用的""你这是在伤害你自己"。这些都在否定当事人不良情绪（或认知）背后的价值。让他没有能力结束自己的痛苦。

"看你气成这样子，就知道这件事对你有多重要！""看你被折磨成这样，任何人都会知道你情深义重"。这些话，才是完完全全同理共情与尊重对方，做到积极关注。让对方真正的肯定自己的过去，不因现在的不好而否定过去的好，才能不因为现在的不好而否定未来。

以上三点是我们在医患沟通中，在建立关系及在治疗中需要尤为注意的问题。

（田　峰　高　红　郭晋政　曹立新）

第 3 章　常用心理测评量表

【概述】

心理测评（Psychological Measurement）是精神科最为重要的检查方法，是借助标准化的测量工具对个体的心理及行为现象观察并给予量化。测评使用的工具叫心理量表（Psychological Scale），就是以量表为测评工具来了解人类的心理活动。各类量表均是按照一定的规则编制、修订、完善而逐渐形成的标准化的测量工具。

【分类】

心理测评是一种常用的评估手段，量表形式多种多样，它主要分为自评量表（主观感受评定量表）和他评（客观评定量表）等，不同的量表均由一定数量的题目组成。自评量表是要求受试者对照量表题目根据自身实际情况作出程度判断，而他评量表是由专业测评人员评定，可根据测评中对受试者的行为观察，也可询问家属的意见，综合两方面对受试者加以评定。评估人员必须经过严格的专业培训，具备合格的评估技能，才能担任测评工作。

【注意事项】

由于心理现象的复杂和不稳定性，测评分数会受到受试者、测评人员、测评量表、测评过程等多方面的因素影响。因此，测评人员在测量前针对受试者测评中的注意事项必须讲解清楚到位，如测量时间范围、测试题目的理解等。答题过程中受试者还会受年龄、文化程度、合作程度、被试动机、受试者当时的精神状态等因素的影响，这时测评人员需恪守职业道德，通过其良好的专业知识基础，评估经验、沟通技能，认真、细致为其讲解明白，力求受试者认真对待测评检查，保证答题的客观、真实、可靠。

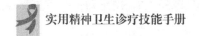
【心理测量前说明】

在选择测评使用的心理量表时，首先要考虑评估的目的，不能盲目选择，因为每个量表都有其不同的应用范围。所以，作为精神科医务人员必须详细了解不同量表的功能、特点及不足的地方，以期为精神科疾病的判断提供一定的依据。

下面就精神科测评中常用心理量表的使用方法逐一介绍。

第1节　焦虑自评量表

【概述】

焦虑自评量表（Self-Rating Anxiety Scale，SAS），于1971年编制，内容包含20个题目，是评定焦虑患者主观感受的自评量表。评定时间跨度为最近一周。

【评定方法】

SAS采用的是4级评分，主要评估各个症状出现的频率，"1"表示没有或很少时间有，"2"表示少部分时间有，"3"表示相当多时间有，"4"表示绝大部分或全部时间都有。在这里需要着重指出的是20个项目中，第5、9、13、17、19五条项目中是用正性词描述的，其余15条是用负性词描述的，计分时必须注意，特此强调。

【适用范围】

SAS适用于已排除器质性疾病，但是具有焦虑如心悸、胸闷、口干、出汗、紧张不安、烦躁、腹部不适、尿频、无力等症状的人群。

【注意事项】

SAS 在评定前，测评人员需要讲解指导语，要让受试者把测试方法及每条题目的意思弄明白，然后独立地、不受他人影响地自我评定。如果受试者文化程度低或看不懂题目内容，可念给他听，让受试者独立作出决定。一般可在十分钟内完成。SAS 应该在治疗开始前评估一次，然后至少在治疗后再让其自评一次，这样通过 SAS 分数的变化去分析疾病的症状变化。

【评分标准】

SAS 的评分标准：＜ 50 分，不存在焦虑；50~59 分，轻度焦虑；60~69 分，中度焦虑；≥ 70 分，重度焦虑。

【评价】

SAS 是较能准确反映患者主观症状的相当简便的测量工具，而焦虑是比较常见的一种情绪障碍，近年来，SAS 已作为一种最常用的自评工具在精神科广泛使用。

第 2 节　抑郁自评量表

【概述】

抑郁自评量表（Self-Rating Depression Scale，SDS），于 1965 年编制，内容含有 20 个题目，用于评定抑郁状态的轻重程度及治疗中的变化。评定时间跨度为一周。

【评定方法及适用范围】

SDS 评分方法和要求同 SAS，SDS 适用于已排除器质性疾病，但是具有抑郁如情绪低落、兴趣缺乏、思维迟缓、记忆力注意力下降，睡眠减少等典型症状的人群。此量表 20 个题目中，第 2、5、6、11、12、14、16、17、18、20 十条项目中是用正性词描述的，其余十条是用负性词描述的，计分时也须注意。

【评分标准】

SDS 的评分标准：< 53 分，不存在抑郁；53~63 分，轻度抑郁；64~74 分，中度抑郁；≥ 75 分，重度抑郁。

【评价】

SDS 操作简便，容易掌握，能较准确反映医院患者有关症状的严重程度及治疗变化，已在精神科领域内广泛应用。

第 3 节　症状自评量表

【概述】

症状自评量表（Symptom Check List-90，SCL-90），于 1975 年编制，包括 90 个项目，包含较广泛的如情感、思维、人际关系、行为、生活习惯等精神症状学的内容。症状自评量表属于自评量表，具体内容含有 10 个因子：躯体化、强迫症状、焦虑、抑郁、人际关系、敌对、恐惧、偏执、精神病性、其他（睡眠、饮食等），每一个因子反映的就是测评者在这方面的得分情况。评定时间跨度为一周。

【适用范围】

SCL-90 适用于 16 周岁以上的人群，测查可能有何种心理障碍及其严重程度，不适用于精神分裂症和躁狂症。

【评定方法】

症状自评量表的每一个项目均采用五级评分（1~5 级）：① 没有：自觉并无该项问题（症状）；② 很轻：自觉有该项问题，但是发生得不频繁；③ 中等：自觉有该项症状，其严重程度为轻到中度；④ 偏重：自觉常有该项症状，其程度为中到严重；⑤ 严重：自觉该项症状的频度和强度都十分严重。在测评前为测试者讲解清楚指导语，内容中的轻重程度应由测评者自己体会，不受他人影响地独立完成。

【评分标准】

SCL-90 的结果显示如总分超过 160 分，或任何一个因子分超过 2 分，或阳性项目数超过 43 项，就需要考虑筛选阳性，结合医生问诊的情况，做进一步的检查。

【评价】

SCL-90 具有容量大、操作简便、反映症状丰富等特点，在精神卫生心理健康领域广泛应用。

第 4 节　躁狂状态评定量表

【概述】

贝克 - 拉范森躁狂量表（Bech-Rafaelsdn Mania Rating Scale，BRMS），于 1978 年编制，内容含有 13 个题目，是主要评定躁狂患者的病情严重程度的他评心理量表。评定时间范围为最近一周，一般 2~6 周再次测评来辅助判断治疗效果。

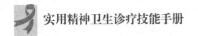

【适用范围】

BRMS 用于评定双相情感障碍的躁狂发作或某些分裂情感性精神病躁狂状态的成人患者。

【评定方法】

BRMS 必须由经过专业培训的评估人员或精神科医生担任，采用会谈结合观察的方式，还可结合知情人（家属或护理人员）提供的资料，综合几方面作出正确评定。评估时间需二十分钟左右完成。

BRMS 采用五级评分法（0~4 级） 0 级：无该项症状或与正常时的水平类似；1 级：症状轻微；2 级：中等症状；3 级：症状明显；4 级：症状严重。

【评定标准】

BRMS 的评分标准：0~5 分无明显躁狂症状；6~10 分为有肯定躁狂症状；11~21 分为中度躁狂；22 分以上有严重躁狂症状。总分越高，反映的病情越重。

【评价】

BRMS 的项目数量适中，易于掌握，能很好地反映患者治疗前后的变化，在精神科可常规使用。

第 5 节　艾森克人格问卷

【概述】

艾森克人格问卷（Eysenck Personality Questionnaire，EPQ）是由英国专家编制，于 1975 年重新修订并命名的关于人格测试的自评心理量表，已在国际上广泛应用。EPQ 分为儿童（7~15 岁）和成人（16 周岁以上）两种类型。1983 年，由我国龚耀先主持修订的中国版共由 88 个题目组成。EPQ 包

括内向 - 外向（E）、神经质（N）、精神质（P）和掩饰性（L）四个分量表，前三者代表人格结构的三个维度。

【评定方法】

EPQ 在测试前要求被测评者填写个人基本信息，尤其是准确的年龄，来确定使用儿童型还是成人型人格问卷。评估人员为其讲解清楚指导语，每个题目都有"是"与"否"二个选项,供测试者根据自己的实际情况进行选择。

【评定标准】

EPQ 四个分量表得分的意义简要解释如下：

1. 内向 - 外向　分数高表示心理活动倾向于外，可能是好交际，情感易于冲动;分数低倾向于内向,可能是好静,富于内省,喜欢有秩序的生活方式。

2. 神经质　反映的是正常行为。分数高者常常焦虑、担忧，遇到刺激有强烈的情绪反应；分数低者情绪反应缓慢，善于自我控制。

3. 精神质　反映个体的社会适应性行为或特点。高分者可能是孤独、不关心他人，与他人不友好；低分者能与人相处，能较好地适应环境。

4. 掩饰性　识别被试者回答问题时的诚实程度。如果 L 分大于 70 分，说明此次测试无效。

【评价】

EPQ 所包含项目内容比较适合中国国情，量表的内容也比较少，便于测查，是使用最广泛的人格测试问卷之一。

第 6 节　阳性和阴性症状评定量表

【概述】

阳性和阴性症状评定量表（Positive And Negative Syndrome, PANS），于

1987 年编制，由简明精神病量表和精神病理评定量表合并改编，用于评定精神症状的有无和各项症状的严重程度的他评心理量表。此量表用以区分表现阳性症状为主的 I 型和阴性症状为主的 II 型精神分裂症。PANSS 的内容具体由阳性量表 7 项、阴性量表 7 项及一般精神病理量表 16 项组成，一共 30 项，还有 3 个补充项目用于评定攻击危险性。

【适应范围】

PANSS 适用于不同类型精神分裂症症状的严重程度，适合于具有精神症状的成年人。

【评定方法】

PANSS 的测评必须由经过专业训练的评估人员或精神科医生担任，通过检查患者的言语表达、评估人员的细致观察，并结合知情人提供的有关资料全面进行评定。整个评定时间需要 30~50 分钟，评估范围为近一周时间内的全部信息。PANSS 每条项目内容均为 7 级评分（1~7 级）：1 级：无症状；2 级：很轻；3 级：轻度；4 级：中度；5 级：偏重；6 级：重度；7 级：极重度。

【评定标准】

下面就 PANSS 的 7 级评分逐项介绍：

1. P1　妄想（Delusions），指无事实根据，与现实不符，特异的信念。

2. P2　概念紊乱（联想散漫，Conceptual Disorganization），指思维过程紊乱，特征为思维的目的性、连贯性被破坏。

3. P3　幻觉行为（Hallucinatory Behavior），指语言表达或行为并非通过客观刺激产生，可以听觉、视觉、嗅觉或躯体感觉的形式出现。

4. P4　兴奋（Excitement），指活动过度，表现在动作行为加速，对刺激的反应增强。

5. P5　夸大（Grandiosity），指夸张到不现实的优势信念，包括一些妄想如非凡的能力、财富、知识、名望、权力和道德正义。

6. P6　猜疑 / 被害（Suspiciousness / Persecution），指不现实或夸大的被害观念，表现在防卫、不信任态度，或是认为他人对其有伤害的非常明显的妄想。

7. P7　敌对性（Hostility），指语言或非语言表达出愤怒和怨恨，包括讥讽、被动攻击行为、辱骂和袭击。

8. N1　情感迟钝（Blunted Affect），指情绪反应减弱，以面部表情，感觉调节及体态语言的减少为特征。

9. N2　情绪退缩（Emotional Withdrawal），指对生活事件缺乏兴趣、参与和情感投入。

10. N3　（情感）交流障碍（Poor Rapport），指缺乏人际交往中的感情投入、交谈时的坦率及亲密感、兴趣或会谈者的投入，表现在人际关系疏远及语言和非语言交流的减少。

11. N4　被动 / 淡漠，社交退缩（Passive/apathetic，Social Withdrawal），指因被动、淡漠、缺乏精力或意志力使社会交往的兴趣和主动性下降，导致人际投入的减少及对日常活动的忽视。

12. N5　抽象思维困难（Difficulty In Abstract Thinking），表现在分类、概括及解决问题的过程出现困难。

13. N6　交流缺乏自发性和流畅性（Lack of Spontaneity and Flow of Conversation），交谈的流畅性下降，伴有淡漠，缺乏意志，防卫或认知缺损。

14. N7　刻板思维（Stereotyped Thinking），表现在刻板、重复，或思维内容空洞。

15. G1　关注身体健康（Somatic Concern），指诉说躯体不适或坚信有躯体疾病或功能失常。

16. G2　焦虑（Anxiety），指主观体验到紧张，担忧，恐惧或坐立不安。

17. G3　自罪感（Guilt Feelings），指为过去真实或想象的过失而后悔或自责的感觉。

18. G4　紧张（Tension），指因恐惧、焦虑和激越而表现明显的躯体症状，如僵直、震颤、大量出汗和坐立不安。

19. G5　装相和作态（Mannerisms and Posturing），指不自然的动作或姿势，以笨拙、夸张、紊乱或古怪表现为特征。

20. G6　抑郁（Depression），指悲伤、沮丧、无助和悲观厌世的感觉。

21. G7　动作迟缓(Motor Retardation)，表现在动作和语言的减慢或减少。

22. G8　不合作（Uncooperativeness），指主动拒绝按照重要人物的意愿行事，可能伴有不信任、防御、顽固、否定。

23. G9　不寻常思维内容（Unusual Though Content），指奇怪、幻想式或荒诞的念头，范围从离谱或不典型到歪曲的、不合逻辑的和明显荒谬的想法。

24. G10　定向障碍（Disorientation），指与环境联系的意识丧失，包括人物、地点和时间。

25. G11　注意障碍（Poor Attention），表现为注意力不集中，受内外刺激而分散注意力。

26. G12　判断和自知力缺乏（Lack of Judgment and Insight），指对自身精神状况和生活处境的认识或理解力受损，表现在不能认识过去或现在的精神疾病或症状，否认需要在精神科住院治疗。

27. G13　意志障碍（Disturbance of Volition），指意志的产生、维护及对思维、行为、动作、语言的控制障碍。

28. G14　冲动控制障碍（Poor Impulse Control），指对内在冲动反应的调节和控制障碍。

29. G15　先占观念（Preoccupation），指专注于内在产生的思维和感觉，因内向体验而损害现实定向和适应性行为。

30. S1　愤怒。S2：延迟满足困难。S3：情感不稳。这三项评定攻击危险性的题目一般不计入总分，常用的评定指标是阳性量表分，阴性量表分，一般精神病理量表分及总分。

【评价】

PANSS 评分标准详细，虽项目比较多，但包含了阳性症状、阴性症状和一般精神病理症状的全面内容，在临床的适用性是毋庸置疑的。

第 7 节　汉密顿焦虑量表

【概述】

汉密顿焦虑量表（Hamilton Anxiety Scale，HAMA）由 Hamilton 于 1959 年编制，是精神科临床上评定焦虑症状的常用量表之一。临床上将其用于诊断焦虑症及程度划分的重要依据，包括 14 个评分项目。

【适用范围】

此量表适用于评定神经症以及其他成年患者的焦虑症状的严重程度，但不太适合于评估各种精神病的焦虑状态。同时与汉密顿抑郁量表（HAMD）相比较，有部分重复的项目，比如抑郁情绪，躯体性焦虑，胃肠道系统症状及睡眠，会谈时的行为表现等。

【评定方法】

1. 应由经过培训的两名医生进行联合检查，可采用交谈与观察的方法进行，结束后由两名医生分开各自评分。

2. 评定的时间范围，首先入组时评定当时或入组前一周的情况，然后于治疗 2~6 周以同样方式再次评定，两次结果可比较治疗前后的焦虑症状的变化。

【评定标准】

评分项目共 14 项，其中 1、2、3、4、5、6、14 共 7 项是评精神性焦虑，其余 7 项为躯体性焦虑。

HAMA 所有项目均采用 0~4 分的 5 级评分方法，各级的标准为 0 分：

无症状；1 分：轻；2 分：中等；3 分：重；4 分：极重。

【结果分析】

1. 焦虑因子分析，可分为躯体性焦虑和精神性焦虑，1~6 和 14 项高为精神性焦虑，7~13 项高则为躯体性焦虑。这两大类因子的分析不仅可以反映患者的精神病理学特点，还可以反映靶症状群的治疗效果。

2. HAMA 总分能较好地反映病情的严重程度，总分可以用来评估患者焦虑和抑郁障碍的焦虑症状的严重程度和对各种药物、心理干预的效果评估。按照全国量表协作组提供的资料，总分≥ 29 分，可能严重焦虑；≥ 21 分有明显焦虑；≥ 14 分肯定有焦虑；≥ 7 分可能有焦虑；< 6 分没有焦虑症状。

第 8 节　汉密顿抑郁量表

【概述】

汉密顿抑郁量表（Hamilton Depression Scale，HAMD）由 Hamilton 于 1960 年编制，是临床上评定抑郁状态时应用最为普遍的量表。本量表由 17 项、21 项和 24 项 3 种版本，我们现在说 24 项。此量表由经过培训的两名医生进行 HAMD 联合检查，一般采用交谈与观察的方式，检查结束后，两名医生分别独自评分，可以评价病情的严重程度和治疗效果。

【适用范围】

汉密顿抑郁量表在临床实用方便，评定方法简便、标准明确、便于掌握，可用于抑郁症、躁郁症、神经症等多种疾病抑郁症状的评定，最适合抑郁症。做一次评定需要 15~20 分钟，时间长短取决于患者的病情严重程度及配合情况，如患者严重阻滞则需更长时间。

【项目和评定标准】

其中 1~7、10~24 项为患者主诉或家属提供症状，8、9 项可以根据对患者的观察来评定。

HAMD 都是采用 0~4 分的 5 级评分法，各级标准为 0 分：无；1 分：轻；2 分：中度；3 分：重度；4 分：极重度。

【结果分析】

1. 总分　是能很好地反映病情严重程度的指标，即病情越重，总分越高。相反，病情越轻，则总分越低。总分是一项十分重要的资料，在研究中，应把量表的总分作为一项入组标准，如由全国 14 个协作单位提供，有确诊为抑郁症患者住院的 115 例，HAMD 总分（17 项版本）为（28.45 ± 7.16），表明研究对象为一组病情比较偏重的抑郁症患者，这样便于研究结果的类比及重复。

2. 总分变化评估病情演变　如上述 115 例抑郁症患者的抑郁状态，经治疗 4 周后，对患者再次评定，HAMD 总分（17 项版本）下降至（12.68 ± 8.75），表示病情有显著进步，这一结果与临床实际相吻合。

3. 因子分 HAMD 归纳为 7 类因子结构

（1）躯体化焦虑：由精神性焦虑、躯体性焦虑、胃肠道症状、全身症状、疑病及自知力等 6 项组成。

（2）体重：体重减轻一项。

（3）认知障碍：由有罪感、自杀、激越、人格或现实解体、偏执症状及强迫症状等 6 项组成。

（4）日夜变化：即日夜变化一项。

（5）阻滞：是由抑郁情绪、工作和兴趣、阻滞及性症状等 4 项组成。

（6）睡眠障碍：由入睡困难、睡眠不深和早醒组成。

（7）绝望感：由能力减退感、绝望感及自卑感 3 项组成。

这 7 类因子更为清晰地反映了患者的病情特点。

通过因子分析，不但可以具体反映患者的精神病理学特点，还可以很好

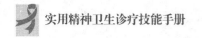

地反映靶症状群的临床特征。

4. 按照 Davis J M 的划界分，总分大于 35 分可能为严重抑郁症，大于 20 分可能为轻度或中度抑郁，若小于 8 分就没有抑郁症状。

【评价】

1. 应用信度　评定医生经严格训练后，可取得极好的一致性。据 Hamilton 报道，对 70 例抑郁患者进行的评定结果，评定者之间的信度为 0.90。全国有 14 个协作单位，各协作组联合检查，两评定者之间的一致性相当不错。其总评分的可信度系数 r 为 0.88~0.99，P 值均小于 0.01。

2. 效度　HAMD 总分能很好地反映疾病的严重程度。据国外报道，与 GAS 相关，r 为 0.84 以上。国内有资料报道，对于抑郁症的评定，反映临床症状严重程度的经验真实性系数为 0.92。

3. 实用性　HAMD 评定的方法简单，标准明确，易于掌握，可用于抑郁症、神经症、躁郁症等多种疾病的抑郁状态的评定，特别适用于抑郁症。然而此量表对于抑郁症和焦虑症却不能很好地鉴别，原因是两者总分有相似的增高。

4. 近年拓展了一些项目较少的版本，其目的是更好地反映抑郁症的核心症状，更真实地反映了干预的效果。

第9节　韦氏成人智力测验

【概述】

韦氏成人智力测验（Wechsler Adult Intelligence Scale，WAIS），是韦氏智力量表中的一部分，龚耀先于 1981 年主持修订 WAIS（1955 年版），为中国修订的韦氏成人智力量表（WAIS-RC）。WAIS-RC 分城市版和农村版。两版项目数相同，计分标准也大致相同。

【分类】

韦氏智力量表分两种：

1. 较长时间生活或工作在县属集镇以上的人口，适用城市版。

2. 长期学习、生活或工作在农村的适用农村版。

【简介】

WAIS-RC 有 11 个分测验，分言语量表及操作量表两部分。

1. 言语部分　知识、算数、领悟、相似性、数字广度、词汇共 6 项测验。

2. 操作部分　数字符号、图画填充、图片排列、木块图、拼图共 5 项测试。

WAIS-RC 测验材料：手册 1 本、记录表格 1 份、词汇卡 1 张、填图测验图卡和木块图测验图案共 1 本、图片排列测验图卡 1 本、红白两色立方体木块 1 盒、图形拼凑碎片 4 盒、数字符号记分卡 1 张。

【背景资料】

韦氏智力量表（Wechsler Intelligence Scales）由美国心理学家韦克斯勒（David Wechsler）编制，是国际智力通用量表。韦氏智力量表首先于 1955 年编制，后于 1981 年和 1997 年经过两次修订。韦氏智力量表主要包括：韦克斯勒学前和小学儿童智力量表（WPPSI）、韦克斯勒儿童智力量表（WISC）、韦克斯勒成人智力量表（WAIS）。

【适用范围】

WAIS-RC 适用范围：16 岁以上的成年人，适用个别施测。

【测验特点】

1. 10~12 个分测验，使用多个分测验，不但可以得到总智商（FISQ），还可以分析个体在智力上的强弱。

2. 言语量表和操作量表均由 5~6 个分测验组成，不仅可以得到言语智商（VIQ）和操作智商（PIQ），还可以单独评价言语及操作的各项智力成分，充分体现了左右脑功能的整合，而且可以体现出个体的职业能力倾向。

3. 共同的 IQ 计分系统：对所有测验和所有年龄组 IQ 平均分为 100，标准差为 15，且每个分测验的平均分为 10，标准差接近 3 分。这样可以比较被测试的各项分测验分数，了解其相对强弱项。

4. 不同年龄组有相同的分测验。例如，WAIS、WISC-R、WPPSI-R 有相同的 8 个核心分测验，这不仅方便施测者，而且有助于被测验者之间的相互比较。

【测验功能】

此量表主要能测试言语理解能力、记忆能力和注意能力、知觉组织能力。其次，WAIS-RC 也可用来评估精神发育迟滞、痴呆导致的智力障碍严重程度、认知功能损害程度。

【优点】

1. 能同时提供三个智商分数及多个分测验分数，能很好地反映智力的整体和各个层面。

2. 各量表之间互相衔接，适用年龄范围比较广。

3. 使用离差智商代替比率智商，降低了计算成人智商的难度。

4. 在临床应用方面积累了大量资料，既可研究人格，还可作为神经心理学主要测量量表，研究情绪和行为。

【缺点】

1. 三个量表衔接欠佳。

2. 测验起点偏难，不利于低智力者的测量。

3. 各分测验项目数不均衡。

4. 测验程序复杂费时。

【工作程序】

1. 首先填好被试者一般情况。

2. 在进行成人测验时，按先言语后操作的顺序进行。

3. 如被试者语言障碍或情绪紧张时，可以先做一两个操作测验，缓解其紧张情绪后再从头做。

4. 一般测验通常一次做完，如果测试者容易疲劳或反应迟钝等也可分几次完成。

如果被试者测几个就不会了就停止测试，韦氏智力测验中的题目都是先易后难，前面不会后面的更不会。在进行 WAIS-RC 的数字符号测验时，完成样本测试后应根据记忆完成后面的。

5. 退化指数：数字广度、数字符号、木块图案的分数。

【测验计分】

1. 原始分

（1）有时间限制项目，以用时和正确性作为评分依据。

（2）不限时间项目，则应按答案质量给予评分。

（3）言语测试中理解（领悟），相似性，词汇及部分知识测题，要求测试者根据评分规则做出主观判断而评分。

2. 原始分换算量表分

（1）原始分即一个分测验中各题得分相加得出，也叫粗分。

（2）量表分即各分测验原始分以 20 计分法换算成标准分。即平均数为 10，标准差为 3 的量表分。

（3）言语量表分即各言语测验量表分相加所得。操作量表分即各操作量表分相加得分。全量表分即言语量表分和操作量表分相加得分。

（4）根据相应用表换算成言语智商（VIQ），操作智商（PIQ）和总智商（FIQ）。

各项目得分—原始分—量表分—言语（操作）量表分—全量表分—言语（操作）智商—总智商。

在 WAIS-RC 测试中：算数、数字符号、木块图、图画填充、图片排列和拼图六个分测验有时间限制，以用时及正确性作为评分依据，可有奖励分。

其他知识、领悟、相似性、词汇及数字广度五个分测验无时间限制，可按反应速度及答案质量给予评分。

【测试结果解释】

1.智力等级分布：

（1）极超常：IQ 范围 ≥ 130（每档 10 分）。

（2）超常：IQ 范围 120~129。

（3）高于平常：IQ 范围 110~119。

（4）平常：IQ 范围 90~109。

（5）低于平常：IQ 范围 80~89。

（6）边界：IQ 范围 70~79。

（7）智力缺陷：IQ 范围 ≤ 69。

2.智力缺陷分等和百分位数

（1）轻度：IQ 范围 50~69，占 85%。

（2）中度：IQ 范围 35~49，占 10%。

（3）重度：IQ 范围 20~34，占 3%。

（4）极重度：IQ 范围 2%。

平均分数是 100 分，±10 分是正常人的水平。WAIS-RC 离差智商计算公式：$IQ=100+15(X-M)/S$。

【注意事项】

1.标准程序施测　要按照量表标准程度施测，相关人员要阅读手册。

2.掌握测量技术　测试者必须经过训练学习，掌握本量表的测验技术，如提问计数，鼓励回答，书写回答格式，记分方法，记分标准，原始分换算标准分方法、计算智商方法及测量结果解释等。

3.测验材料齐全　测验材料有组织，使用起来得心应手。

4.测验时间恰当　时间要选择恰当。

5.取得被试者合作　主试者应努力取得被试者的合作，尽量使之保持对测试的兴趣。

6. 严格控制测试的时间：没有时间限制的项目也应控制在一定的范围内，不能无限制地延长。

7. 按指导语执行：应按每个测验的指导语进行，不得随意更改。

8. 原话记录分数：按被试者原话记录，将其分数记录在该项目后面。

【智力测算】

韦氏智力量表的一个重要特点就是采用了离差智商（Deviation IQ）。离差智商就是用标准分数来表示的智商，即让每一个被试者和其同龄人相比较，而不是以前比纳量表所用的智商（是和上下年龄的人相比较）。1960年修订的斯坦福 - 比纳量表也用了离差智商，使每一年龄都有平均分数，$M=100$，标准差 $\sigma=16$，而韦氏成人和儿童智力量表其均数也都定为 100，但标准差定位 15。因此一个人的智力就可以用他的测验分数与同一年龄组其他人的测验分数相比较来表示。以韦氏智力表为例，其 IQ 的计算公式是：$IQ=15（X-M）/S+100$。式中的 X 为某一年龄组的被试测验的原始数，M 是该年龄团体的平均分数，S 是团体分数的标准差，$（M-X）/S$ 是标准分数，它是以标准差为单位的相对量数。

第 10 节　临床疗效总评量表

【概述】

临床疗效总评量表（Clinical Global Impression，CGI），属非定式检查，是一份总体评定量表。用于评定患者疾病的严重程度及疗效。最先由 WHO 设计，用于 IPSS 研究。目前常用的量表是由美国 NIMH 修订的 1976 年版本，可适用于精神科各种疾病的临床研究与疗效观察，量表分疾病严重程度(SI)、疗效总评（GI）、疗效指数（EI）三项，由培训过的医生来完成评估，所需时间大概五分钟。

【评定标准】

1. 病情的严重程度（Severity of Illness，SI） 病情的严重程度这一项需要临床医生在评价时根据医生以往诊断患者的经验，对患者病情严重程度进行评定。采用 0~7 分的 8 级计分法，根据患者的病情与同一研究的其他患者相比较做出评定：（0）无病；（1）基本无病；（2）边缘性精神病；（3）轻度；（4）中度；（5）明显；（6）重度；（7）极重。

2. 疗效总评（Global Improvement，GI） 疗效总评这一项需要临床医生对患者的疾病与基线状态相比较改善或加重的程度进行评定。与基线时的疾病相比较，将患者的疾病与随时间变化相比较，根据被评者目前病情与入组时相比也采用 0~7 分共 8 级计分法做出评定：（0）未评；（1）显著进步；（2）进步明显；（3）稍进步；（4）无变化；（5）少有恶化；（6）明显恶化；（7）严重恶化。

3. 疗效指数（Efficacy Index，EI）

需综合治疗效果和治疗引起的不良反应等给予评定。指所研究的治疗本身产生的疗效和不良反应。

疗效分 4 级：

1. 无变化"或"恶化"，指症状毫无减轻或恶化。

2. "稍有效"，指症状稍减轻。

3. "有效"，指症状有肯定进步或部分症状消失。

4. "显效"，指症状完全或基本消失。

不良反应 4 级：（1）无：没有不良反应；（2）轻：有些不良反应，但不影响患者的功能；（3）中：不良反应明显影响患者的功能；（4）重：发生了严重的甚至危及患者安全的不良反应。

【评定注意事项】

1. 需注意要根据上次评定后的情况直接评定，GI 及 EI 则要将评定时间范围内的情况与入组时相比较，然后做出评定。

2. 评定时间一般为 2~4 周。

3. SI 的评定根据和同类患者相比较加以评定。

4. GI 时疗效总评，而 EI 也有疗效评定部分，两者区别：一个是 GI 评定疗效时不论效果是否为研究的治疗所产生，一概包括在内。而 EI 只评定所研究的治疗效果，其次，GI 中疗效分 8 级，而 EI 中仅分 4 级。

5. 不良反应的有无和轻重对 EI 的影响极大，在评价不良反应时，只评该治疗引起的，而且标准从严掌握。

【评价】

1. 此量表简单、方便易行，经过短时间培训就能很好地掌握并能取得良好的一致性；且它的评定和临床的判断方法相仿，其结果可以用显效、进步之类的常用术语。

2. SI 还可以作为其他量表效度检验的参照。

3. 优点：

（1）CGI 被证明是药物治疗研究中最稳健的疗效指标。

（2）简单易行。

（3）对变化反应相对灵敏。

4. 缺点：

（1）在此量表中,评定患者的疾病严重程度是评定者主观对患者的评价,不同评定者意见可以不统一。

（2）缺乏定式 -CGI 评价的时间选择，及次数有一定的主观性，使得回顾性解释较为困难。

（3）知识储备须丰富 -CGI 使用起来简单易行，特别对于全面改善评分，评定者一定要熟知患者的病情，否则不能使用 CGI。

（义晓燕　刘　磊）

第4章　常见心理治疗方法介绍

第 1 节　总　　论

【概述】

心理治疗（Psychotherapy）指在专门的医疗机构、场所中由经过培训的专业人员运用心理学相关专业知识和技巧有计划地帮助患者的一种人际互动过程。心理治疗的目的在于帮助患者解决心理问题，减少焦虑、抑郁、恐惧等症状，改善患者的不良行为和非适应性认知，促进其人格成熟，并向健康、协调的方向发展。治疗过程中，治疗师通过言语或非言语的方式影响患者，使患者在心理、行为和躯体方面发生积极改变。

【精神分析疗法】

1. 概述　精神分析疗法（Psychoanalysis Therapy），也称精神动力疗法，指建立在精神分析理论上的心理治疗方法。此疗法聚焦于患者的无意识心理过程，探讨这些无意识因素是如何影响患者目前的人际关系、行为模式和心理状态的。通过对患者早期生活经历的探索，进而探讨患者是如何经历既往的人生而发展变化，帮助患者更好地应对当下的生活。

2. 治疗机制　精神动力学认为除了人格中的遗传因素，个体的早期经历（往往指婴幼儿及童年经历）决定着人格的发展和形成。人类行为、经验、认知受到内在驱力的影响，而这些内驱力的大部分都是无意识的。治疗师如果尝试将患者的无意识带入意识中，就会遭遇一定程度的阻抗，这些阻抗则会以防御机制的方式出现。意识和无意识之间的冲突将会导致焦虑抑郁状态的出现。如果无意识突破防御机制成功地进入意识层面，其不良影响则会逐渐消失。

3. 治疗对象　成人精神病患者、成人神经症患者（尤其是癔症与强迫症）、儿童神经症患者、儿童期神经障碍以及精神分裂症等。

4. 常用方法

（1）自由联想（Free Association）：自由联想法是弗洛伊德于1895年提出的。就是让患者在一个舒适的地方坐好，把自己所想的一切都说出来。弗洛伊德认为脑海中的任何想法都不是平白无故出现的，都是有一定因果关系的，借此可能会发掘出无意识之中的症结所在。自由联想是患者和治疗师沟通的主要模式。但自由联想的前提是患者能够维持观察性自我和体验性自我之间的分裂状态。换言之，对于有自我缺陷、有精神病性症状的患者，自由联想可能反而导致退行。

（2）移情与反移情（Empathy and Anti-empathy）：移情与反移情并非某种治疗方法，只是在精神分析治疗中出现的一种现象，而对这种现象的处理构成了精神分析疗法中的重要组成部分。在长期的精神分析治疗过程中，患者会把对自己重要的人物如父母、伴侣或亲人等的感情转移到治疗师的身上，也就是把早期对别人的情感转移到治疗师身上，把他当成自己的父母、伴侣等。这种移情有正性的、和善的，也有负性的、敌对的。但移情并非是患者有意识的行为，而是患者无意识阻抗的一种特殊形式。治疗师通过移情可以了解到患者对重要之人的情绪反应，并在此基础上引导他讲出痛苦的经历，利用移情来推动整个治疗过程的前进。反移情则是治疗师将自己重要关系中人物的感情转移到患者身上，对反移情的分析往往也是治疗师解读治疗关系的重要途径。

（3）释梦（Interpretation of Dreams）：弗洛伊德认为人在睡眠时自我的控制减弱，无意识欲望会乘机出现在意识中。但因人的精神长期处于一种自我防御状态，所以这些欲望必须通过化装变形才可进入意识成为梦象。因此梦是有意义的心理现象，可以说梦是人欲望的彰显。梦通过凝缩、置换、视象化和再修饰才把原本杂乱无章的东西加工整合为梦境，这就是梦者能回忆起来的显梦。显梦的背后是隐梦，隐梦的含义梦者是不知道的，要经过精神分析家的分析和解释才能了解。对梦的解释和分析就是要把显梦的重重化装层层揭开，由显相寻求其隐义。释梦被认为是了解患者无意识的重要途径。患者通过对于所梦内容的联想，了解梦的外显内容之下的内隐内容。对梦的内容的象征进行诠释，有助于患者进一步了解自己的无意识内容。

5. 常见防御机制

（1）压抑（Repression）：一些为社会伦理道德所不容的（亦即意识所不能接受的，超我所不允许的）冲动、欲望，在不知不觉中被抑制到无意识之中，使人自己不能意识到其存在，这种机制叫做压抑。

（2）投射（Projection）：把自己的愿望与动机归因于他人，断言他人有此动机、愿望，这些动机和愿望往往都是超我所不能容忍或自我所难以控制的，通过将它们投放到外部，借以实现对它们的控制。

（3）否认（Denial）：有意识或无意识地拒绝承认那些使人感到焦虑痛苦的事件，似乎其从未发生过。

（4）退行（Regression）：当遇到挫折和应激时，心理活动退回到较早年龄阶段的水平，以原始、幼稚的方法应付当前情景。

（5）固着（Fixation）:心理未完全成熟,停滞在过去的某一心理发展水平。

（6）升华（Sublimation）：把为社会、超我所不能接受、不能容许的冲动的能量转化为建设性的活动能量。

（7）置换（Displacement）：因某事物而起的强烈情绪和冲动不能直接发泄到这个对象上去，就转移到另一个对象上去。

（8）抵消（Undoing）：以从事某种象征性的活动来抵消、抵制一个人的真实感情。

（9）反向形成（Reaction Formation）：把无意识之中不能被接受的欲望和冲动转化为意识之中的相反的行为。

【行为疗法】

1. 概述　行为疗法（Behavioral Therapy）：行为疗法是以减轻或改善患者的症状或适应性不良行为为目标的一类心理治疗技术的总称，具有针对性强、易操作、疗程短、见效快等特点。与其他学派相比，行为疗法对患者的心理变化关心得较少而更关心患者行为的改变。

2. 治疗机制　行为治疗否认遗传和本能的作用，认为环境和教育决定一切，也决定症状的形成和消退。所以在治疗过程中治疗师只重视可观察当事人的外显行为，即使是内隐的语言习惯也被认为是由外显的语言习惯逐渐演变而来的。行为治疗的实质就是消退过剩的反应，建立缺乏和不足的反应，重建人格就是建立新的行为习惯，行为治疗只需就事论事，不必考虑深层的原因。

3. 治疗对象　恐惧症、强迫症和焦虑症等神经症。抽动症、肌痉挛、口吃、咬指甲和遗尿症等习得性的不良习惯。贪食、厌食、烟酒和药物成瘾等自控不良行为。阳痿、早泄、阴道痉挛、性感或性乐缺乏等性功能障碍。恋物癖、异性服装癖、露阴癖等性变态。慢性精神分裂症和精神发育迟缓的某些不良行为。轻性抑郁状态及持久的情绪反应等。

4. 常用方法

（1）系统脱敏法（System Desensitization）：实施时，首先要了解患者的异常行为表现是由什么样的情境引起的，把所有焦虑反应由弱到强排序。然后对患者进行松弛训练，使患者感到放松。进而把松弛技术系统地和那些由弱到强的焦虑阶层同时配对呈现，形成交互抑制情境，由弱到强地予以消除。最后把最强烈的焦虑反应也予以消除。异常行为被矫正了，患者也重新建立了正常行为。

（2）厌恶疗法（Aversion Therapy）：厌恶疗法是一种帮助患者将所要戒除的目标行为与某种使人厌恶的或惩罚性的刺激相结合，从而达到戒除或减少目标行为出现的目的。这一疗法也是行为治疗中最早和最广泛地被应用的方法之一。在临床上多用于戒除吸烟、吸毒、酗酒、各种性行为异常和某些适应不良性行为，也可以用于治疗某些强迫症。

（3）行为塑造法（Behavior Shaping Therapy）：行为塑造法是根据斯金纳的操作条件反射原理设计的，目的在于通过强化而造成某种目标行为出现的一项行为治疗技术。一般采用逐步奖励,并在完成目标时按情况给予奖励，即强化，以促使增加出现期望获得的良好行为的次数。此法的适用范围包括孤独症儿童，改善或消除恐惧症、神经性厌食症、肥胖症及其他神经症的行为。也可以用来改善或促进精神分裂症患者的社交和工作的行为。

（4）暴露疗法（Exposure Therapy）：这是一种主要用于治疗恐惧症的行为治疗技术。其治疗原则是让患者较长时间地想象恐惧的场景或现实中置身于自己害怕的环境，从而达到消除恐惧的目的。暴露疗法不仅可用于个别治疗，还可用于团体治疗。如广场恐惧症可对 5~6 名患者同时进行治疗，即同时暴露于恐怖情境。

（5）放松训练（Relaxation Training Therapy）：也叫松弛疗法，它是按照规定的程序，引导患者有意识地调节和控制自身的心理以及生理活动，从而降低机体的唤醒水平，调整那些紊乱的部分功能。躯体反应分为受自主神经系统控制的内脏内分泌反应和受随意神经系统控制的肌肉反应，前者难以操纵和控制，而后者则可通过人的意志来操控。换言之，通过人意志的努力可以控制一部分肌肉的反应，然后把情绪松弛下来，改善当前紧张焦虑的情绪状态。放松疗法就是通过训练，有意识地控制肌肉，使其放松，同时改善紧张情绪，从而达到心理上的放松状态，促进心理健康。

【认知疗法】

1. 概述　认知疗法（Cognitive Therapy）于 20 世纪 60~70 年代在美国产生，是根据人的认知过程，影响其情绪和行为的理论假设，通过认知和行为技术来改变求治者的不良认知，从而矫正并适应不良行为的心理治疗方法。

2. 治疗机制　认知疗法认为引起人们行为或情绪的原因是个人对事情的看法和自己的认知，通过改变一些适应不良的认知，从而改变情绪和行为。认知疗法常采用认知重建、心理应付、问题解决等技术进行心理辅导和治疗，其中认知重建最为关键。

3. 治疗对象　包括抑郁障碍患者、神经性厌食患者、性功能障碍患者和酒精中毒患者、焦虑障碍患者、社交恐惧患者、偏头痛患者以及慢性疼痛患者等。

4. 常用方法

（1）理性情绪疗法（Rational-Emotional Therapy，RET）：理性情绪疗法

是由美国心理学家阿尔伯特·艾利斯（Albert Ellis）于 20 世纪 50 年代创立的。理性情绪疗法的治疗整体模型是"ABC"理论。该理论认为人的情绪和行为障碍不是由于某一激发事件直接引起的，而是由于个体对其不正确的认知和评价所引起的，最后引起一定的情绪和行为后果，这就是 ABC 理论。A 代表事件，B 代表我们对于事件的看法，C 代表对于事件我们作出的反应。该疗法重点在于用各种方法改变患者的 B 也就是认知方面，从而缓解患者由此引起的不良情绪和行为。依据 ABC 理论，人的不合理观念常常具有以下三个特征：绝对化的要求、非黑即白和糟糕至极。此疗法一般分为四个阶段：心理诊断阶段、领悟阶段、修通阶段、再教育阶段。重点在于阶段三，在此阶段，通常运用合理情绪想象技术、与不合理信念辩论技术和家庭作业技术等手段来修通。

（2）贝克认知疗法：贝克认知疗法与理性情绪疗法的理论基础是完全相同的，只是在具体的手段和方向方面有所区别。其独到之处在于注重从逻辑角度看待当事人非理性信念的根源，通过鼓励当事人自己收集评估自己的信念来改正其非理性信念。常见的技术有识别负性自动想法、识别认知错误、真实性检验、去中心化、监察焦虑水平、苏格拉底式对话等。

【以人为中心疗法】

1. 概述　以人为中心疗法（Human-Centered Therapy）是由罗杰斯于 20世纪 50 年代创立的心理治疗方法，被视为心理治疗理论中的"第三势力"。罗杰斯认为人性本善，每个人都有自我发展和自我完善的倾向，治疗师的任务就是帮助来访者寻找到自己的这种倾向，从而实现人格的整合，是一种非指导性心理治疗技术。此疗法注重治疗关系的建立和发展，而非治疗的技术，认为治疗关系是影响治疗效果最重要的环节。

2. 治疗机制　以人为中心疗法认为人生来就是富有创造性、建设性、积极且需要与他人建立亲密关系的，但每个人在成长过程中或多或少会受到别人价值观念的影响，比如父母、老师和亲人等。在与这些人的互动中，如果我们满足了他们的要求，就会得到表扬和支持，潜移默化中我们的价值观念就会受到这些经验的影响，而我们真正的自我或许并不是这样，当真正自我与经验产生冲突时，不良情绪就由此产生。此疗法通过建立良好的治疗关系，帮助患者发掘真正自我，实现人格整合。

3. 治疗对象　包括抑郁障碍患者、焦虑障碍患者、强迫症患者、酗酒者、恐惧症患者、社交困难者、人格分裂患者等。

4. 常用方法

（1）真诚（Sincere）：在治疗中治疗师要表现出开放与真实，适当地自我暴露有利于关系的建立和发展。

（2）尊重（Respect）：治疗师应给予患者足够的尊重，并让患者体会到自己受到了尊重。

（3）共情（Empathy）：治疗师应站在患者的角度思考问题并给予患者相应的反馈，使患者感受到自己被人理解，从而信任治疗师，促进治疗过程的良性发展。

（4）无条件积极关注（Unconditional Active Attention）：治疗师应无条件地从整体上接纳患者并给予关怀，一方面是对患者无条件地接纳与尊重，另一方面是时刻注意患者言语中的积极方面并适当给予反馈。

【支持性心理疗法】

1. 概述　支持性心理治疗（Supportive Psychotherapy）起源于 20 世纪初，是一种应用如建议、劝告和鼓励等方式来对心理严重受损的患者进行治疗的方法。治疗师的目标是维护或提升患者的自尊感，尽可能减少患者症状的反复，最大限度地提高患者的适应能力。支持性心理治疗是一种广泛适用的治疗方法，是常用的一种心理治疗方法之一。

2. 治疗机制　支持性心理治疗实质上是治疗师给予患者无条件的心理支持，维持患者的自尊和提高自信心，以及整合自我功能及适应技能。治疗师像"好父母"一样安慰、鼓励、包容患者的各种行为。

3. 治疗对象　包括面临短暂危机的应激者、慢性身心健康问题者、急性精神创伤者、神经症患者、病危患者、精神疾病康复者、适应障碍者、物质滥用者、躯体疾病患者等。

4. 常用方法

（1）耐心倾听：倾听过程中不要急于打断患者的叙述，要善于引导，从而得到自己想要的信息，并让患者感到有人在认真倾听自己的心声。

（2）解释指导：用通俗易懂的语言耐心地对患者进行讲解。

（3）鼓励：针对消极、自卑的患者应该多鼓励，提高他们的自信心。

（4）合理化和重构：帮助患者从不同的角度看待事物。

【家庭治疗】

1. 概述　家庭治疗（Family Therapy）是以家庭为对象实施的团体心理治疗模式，其目标是帮助家庭消除异常的情况，恢复家庭正常功能。家庭治疗将焦点放在家庭成员的互动与关系上，从家庭系统的角度去解释个人的行为与问题、家庭的良性改变，从而引起个体的转变。

2. 治疗机制　家庭治疗的基本前提是人是环境的产物，个人与其家庭成员间的互动很大程度上影响了其行为。治疗师通过各种方法了解家庭的相处模式，并帮助家庭调整家庭成员的互动模式以缓解紧张的家庭氛围。

3. 治疗对象　包括婚姻关系出现冲突的家庭、代际关系紧张的家庭、孩子成长出现问题的家庭、遇到重大挫折的家庭，家庭中有神经症、精神症、情感问题和人格障碍成员的家庭等。

4. 常用方法

（1）加入和顺应：治疗师需要和每个家庭成员建立治疗关系才能接触他们的防御，更好地进行沟通。

（2）引起并处理互动：治疗师让各个家庭成员互相对话，内容不限，从中观察彼此的互动模式。

（3）勾画结构：治疗师在前几次治疗中初步了解家庭情况之后做出初步评估，有意识地推动治疗。

（4）强调和修饰互动：关注过程而不是内容，揭示家庭结构。

（5）明晰界限：重新组合界限，打破原先不良的家庭界限，增加家庭子系统的距离或者亲密度，强调互补性，推动家庭讨论。

（6）去平衡：改变子系统内部成员的关系。

第 2 节　认知行为疗法

【概述】

认知行为疗法（Cognitive Behavior Therapy，CBT）是行为疗法与认知疗法的相互结合与发展，现已成为心理治疗领域中应用范围最为广泛的心理治疗技术。最早的认知疗法是 20 世纪 50 年代由艾利斯提出的"理性情绪疗法"。贝克采用认知疗法治愈了抑郁症。同一时间，班杜拉提出的学习理论引起了广泛的讨论，人们逐渐重视起认知对行为的影响，在 70 年代，逐渐形成了一种新的心理治疗方法：认知行为疗法，如今其已成为心理治疗的主流学派，并被认为是唯一循证的心理咨询治疗方法。

认知行为疗法帮助患者认识到自身存在的歪曲或错误的思维，并检验支持和不支持该思维的证据，从而使患者改变原有的思维方式，发展出更适应的思维方式。

认知行为疗法强调信念与行为在心理发展中的重要作用，不良的信念与行为对心理问题有着不容忽视的作用。

【核心理论】

1. 行为（Behaviour）　指个体任何可观察到的或可测量到的动作、反应及活动，包括个体外部的动作和内在的心理活动。

行为疗法强调某些训练及方法能改变或养成某些行为。在认知行为治疗中，会采用行为疗法中的放松训练来帮助来访者消除自身不必要的紧张与焦虑，得到心身的放松。

2. 认知（Cognition） 指个体对某人或某事件的认识和看法，包括对过去的人和事件的评价、对当事人或事件的解释、对未来可能发生的事件所作出的预期。

认知就像一个总阀门一样，调节着我们的行为和情感情绪。认知又像大楼的奠基石一般，控制着我们的行为与情绪。

认知和行为是相互作用的，这种相互作用给求助者形成不良认知与行为提供了基础，如图 4-1 所示：

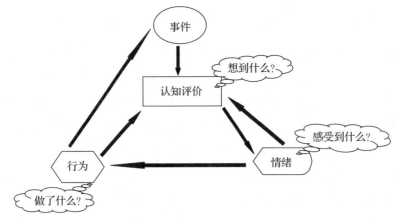

图 4-1　认知、行为、情绪三角图

3. 认知模型（Cognitive Model） 是决定个体行为、情绪的一种主要力量，是认知行为疗法理论的基础，由蒂姆·贝克提出，其中包括核心信念、中间信念、自动化思维。

（1）核心信念（Core Belief）：是基于我们早期经历所建立起来的种种看法，是位于认知深处的，不易被个体发现的，它总会有意无意地影响着我们的行为与情绪。

（2）中间信念（Intermediate Belief）：是基于核心信念产生的态度、归因方式或是一些行为规范与指令，就好比当我们遇到某个事件时，内心会有"我应该……，我必须……"的想法。

（3）自动化思维（Automatic Thought）：是一种直接与事件相关的某些判断、推理和思维，是不由自主产生的。

（4）负性自动化思维（Negative Automatic Thought）：包括对事件的不良解释、消极看法，它涉及过去、现在和未来，负性自动化思维常常使人们产生痛苦的情绪反应和行为失调。

4. 认知歪曲（Cognitive Distortion） 贝克认为认知歪曲指患者会错误地将某些客观现实向自我贬低的方向歪曲，就好比，某位来访者在工作方面受到了上级的批评，就认为自己各个方面都做不好。

【适应证】

认知行为疗法的适应证有焦虑症、抑郁症、神经性厌食症、性功能障碍、药物依赖、恐惧症、慢性疼痛、精神病的康复期治疗等精神疾病。

【核心技术】

1. 放松疗法 放松疗法（Relaxation Therapy），也叫松弛疗法，它是按照规定的程序，引导患者有意识地调节和控制自身的心理以及生理活动，从而降低机体的唤醒水平，调整那些紊乱的部分功能。一个人对事物的反应包括了躯体与情绪两个方面，改变躯体的反应，情绪也会产生相应的变化。躯体反应分为受自主神经系统控制的内脏内分泌反应和受随意神经系统控制的肌肉反应，前者难以操纵和控制，而后者则可通过人的意志来操控。换言之，通过人的意志的努力可以控制一部分肌肉的反应，然后把情绪松弛下来，改善当前紧张焦虑的情绪状态。放松疗法就是通过训练，有意识地控制肌肉，使其放松，同时改善紧张情绪，从而达到心理上的放松状态，促进心理健康。

在认知行为疗法中，放松疗法贯穿整个治疗过程，首先是为了缓解患者在治疗过程中的紧张情绪，其次是希望患者能够选择最适合自己的放松疗法，在日常生活中可以灵活运用此疗法，减少情绪的波动，学会有意控制自己的肌肉变化。放松疗法主要包括呼吸放松、渐进式肌肉放松和想象放松等。

肌肉放松法：放松时松开个人所有的紧身衣物，轻松地坐在沙发上，双臂和手平放于沙发扶手上，双腿自然前伸，头与上身轻轻后靠。整个放松训练按照由下至上的原则，依次进行脚趾—小腿—大腿—臀部—腹部—胸部—

背部—肩部—手臂—颈部—头部肌肉的放松。先让该部位肌肉紧张，保持紧张状态 10 秒钟，然后慢慢放松，并注意体会放松时的感觉，比如说有发热、酸沉、温暖、松软等感觉。每次放松时间 20~30 分钟。整个过程根据指导语进行。

2. 行为激活　行为激活是通过行为改变来调整患者情绪和行为的一系列方法。在认知行为疗法中行为激活主要采用以下几种技术：家庭作业法、角色扮演法、辩护律师练习法、行为验证法、愉快事件记录法、成本 - 效益分析法、饼图法、分级暴露法等。

（1）家庭作业法：家庭作业也贯穿了整个治疗过程。家庭作业让来访者在治疗以外的时间里也能巩固和运用新学的技能。例如，几乎每次的家庭作业都会有放松记录表和自动思维记录表，放松记录表要求患者在每次放松过后记录下自己当下的情绪改变，长时间的记录有助于患者更好地了解和控制自己的情绪变化。自动思维记录表要求患者用一张自助表记录发生的事件以及针对事件的想法和情绪。也就是说，来访者要记录是什么想法导致他负性情绪的产生。这样，治疗师就可以知道来访者在生活中遇到的负性情绪以及当时他们的想法，就可以采取一定的治疗方法来解决来访者的问题。

（2）分级暴露法：在治疗中，来访者往往会因为许多原因感到焦虑不安。治疗师在与患者共同制订治疗目标和计划的同时，要教会来访者学着缓解这种对未知的焦虑，把治疗目标细分为一个个步骤，经过一个步骤的治疗便达到一定的效果，依次积累，最后完成治疗目标。把治疗目标步骤化的过程就是分级暴露，它可以帮助来访者树立信心，缓解焦虑和担忧，检验治疗效果，一步一步地靠近治疗目标，从而实现治疗的效果。

（3）成本 - 效益分析法：治疗师让患者列出自己想改变又感到无力改变的事件或信念，然后分析改变或者继续持有此信念的成本和效益各是什么，患者就可以选择继续维持原来的信念还是用一个不同的信念来代替。具体操作中可以让患者填写表格，在表的左边写出当前信念的有利之处，右边写出不利之处，当不利之处远远多于有利之处时，来访者会觉得当前的信念对他不利，就会做出改变信念的决定（表 4-1）。

表 4-1　成本 - 效益分析表

事件或信念：我不想与人交流	
成本（需要付出的）	效益（能够得到的）
1. 人家觉得我孤僻，我要承受别人的议论	1. 不用担心自己犯错
2. 有时候会感到孤单，无处倾诉	2. 不用费力应付别人
3. 朋友少，遇到困难没什么支持	
4. 人际关系差，社会支持少	
结论：需要付出的比较多，决心改变这个做法	

3. 认知矫正　认知矫正（Cognitive Correction）是帮助患者发现并改善那些给自己带来负面情绪和失控行为的负性自动思维。认知行为疗法认为人的负性思维受到深层次的核心信念的影响，基于这一原理，认知行为疗法在治疗过程中遵循由表及里的顺序，由负性自动思维到中间信念再到核心信念逐级深入。期间主要采用的方法：填写自动思维表、重新归因法、灾病祛除法、行为验证法、与不合理信念辩论、制作应对卡片、垂直下降法、重新理解核心信念等。

（1）常见的几种歪曲认知

1）极端化思维（Extreme Thinking）：以全或无的两分法看待事物，没有中间地带。

例：如果我没有取得纯粹的成功，我就是个失败者。

2）灾难化（Catastrophic）：不考虑其他更可能的结果，而是消极地预测未来。

例：我的明天是没有希望的。

3）低估正性信息：毫无理由地认为自己或他人所取得的优秀成绩是微不足道的。

例：我这次考得很好，但只是运气好而已。

4）情绪推理：由情绪的反应来推测事实，忽视或低估其他证据。

例：我很讨厌这位老师，所以他是一位不合格的老师。

5）贴标签：给自己或他人贴上肯定而且概括的标签。

例：他是个失败者，做什么事情都做不好。

6）夸大或缩小：在评价自己、他人或事情时，毫无理由地夸大消极面，缩小积极面。

例：老板表扬我并不能说明什么，但是如果批评我说明我是一个糟糕的人。

7）读心术（Mind Reading）：认为自己可以猜透别人的心理活动，不考虑真正的事实。

例：他们一定都在关注我并且觉得我是个失败的人。

8）过度概括（Overgeneralization）：通过一点点小事情就以偏概全，得出的结论远远超过事实。

例：我又没赶上公交车，我是个倒霉的人。

9）个性化：将错误归结到自己身上，不去看别人的问题。

例：别人欺负我，是因为我犯了错误。

10）应该陈述：坚决地认为自己或别人一定要按照规定来做事。

例：他应该像我对他一样对我好。

（2）小贴士

1）填写自动思维表（表4-2，表4-3）：

表 4-2　三栏记录表

事件	想法（自动思维）	情绪和行为反应
考试成绩下降	我真没用，我太笨了	难过、失望、气馁

表 4-3　五栏记录表

事件	自动思维	反应	替代思维	反应
考试成绩下降	我真没用，我太笨了	难过、失望、气馁	考试很难，一次没考好不能说明什么	全力以赴准备下一次考试

2）重新归因法：重新归因法就是治疗师帮助患者重新探索事件发生的原因，与患者一起重新分析责任，改善患者对不良事件应承担的责任的认知。因为很大部分患者会将不良结果事件归咎于自己，进而自责，感到焦虑和

抑郁。

3）垂直下降法：垂直下降法是一种了解患者的核心信念的有效方法。对患者来说，对事件的预测往往会给患者带来焦虑和害怕。垂直下降就是探索引发这种负性情绪的潜在信念，换言之，就是从负性自动思维一步一步探索核心信念。治疗师要求患者将当时的想法写在表格的最上面，然后画一个向下的箭头，指向他们的想法背后隐藏的一系列想法，进而了解深层次的信念。

第3节　家　谱　图

【概述】

家谱图（Genogram）起源于 20 世纪 40~50 年代，是由系统家庭治疗家 Bowen 在对家庭系统进行探索和研究过程中发展而来的。McGoldrick 等人将它进一步完善，使之应用化。其是以图的形式描述家庭从祖父母到自己三代人的血亲关系和婚姻关系。家谱图是一种基本的临床工具，可以帮助心理咨询与治疗的实践者对来访者及其家庭系统保持一种系统观。家谱图的使用源于系统家庭治疗。由于家谱图是用视觉的方式呈现家庭中的各种关系及各种有关家庭的信息，因此，在一般的心理咨询中，以家谱图作为工具可以很方便、快捷、有效地收集横向维度上的有关家庭信息。探索、解释、分析来访的困扰或问题；分析家庭结构和家庭关系模式。在家谱图中可以呈现出家庭成员的个人信息、既往情况，以及家庭成员间的关系。

【图示】

用方形 □ 代表男人，圆形 ○ 代表女人；

年龄写在图形中间，如

水平线代表婚姻，结婚的时间写在线上，<u>1985 年</u>

垂直线代表父母和子女

关系紧密

关系疏远 ···············

冲突

隔离或阻断

【绘制顺序】

1. 从自己（或索引患者）开始，围绕自己生活的家庭，逐步拓展。

2. 按照水平方向画自己的兄弟姐妹。

3. 垂直向上画自己的父母和祖父母。

4. 向下画自己的子女。

【内容】

1. 注明自己的结婚日期、子女的出生年月。

2. 逐步注明父母、祖父母等每一代人的上述资料。

3. 家庭成员的职业、严重的疾病（如中风、心肌梗死、肿瘤、抑郁等）。

4. 不同家庭成员之间连线，不同的线条表明不同的关系。

5. 画图的过程中可以表明家庭内的规程、家庭的故事、家庭中已经历过的危机和以往的应对方式。

【体会】

1. 你看到了什么？（你和你的家庭成员之间的关系是怎样的？亲、疏、结盟、攻击。）

2. 你的感受是什么？（情绪怎么样？高兴、痛苦、愤怒、内疚、羞愧、体知觉的体验。）

3. 你有何联想和回忆？（联想到你的家庭生活，可能回忆到你的原生态家庭中的一些细节和情节。）

【自我分析】

1. 我的家庭是怎样的？

2. 我在自己家庭中看到了什么？（我与其他成员，成员之间的关系和互动，冲突，结盟，替罪羊，平衡。）

3. 我的家庭发生了怎样的变化？（成员之间的互动模式改变，关系改变，生活改变。）

4. 什么事情对我的家庭产生了重大的影响？

5. 我的父母是怎样的人？他们对自己的影响是什么（父母的性格、家庭互动模式，各自及对我的影响）？

6. 在我自己的原生家庭中，我的角色是？

【病例分析】

1. 病例介绍　患者张某，女性，46 岁。1 年前开始出现情绪低落，总高兴不起来，兴趣减退，原来热衷的活动不再感兴趣，乏力明显，多卧床，不愿出门、见人，变得不愿与家人和邻居交谈。害怕阳光，自觉很刺眼，白天时在家要拉窗帘。听到电视、电脑中发出的声音觉得刺耳难忍。后渐渐出现自觉生活没有意思，自己是累赘，拖累家人，1 月前割腕自杀，送往当地医院急诊抢救成功。

2. 分析　为患者绘制家谱图，患者初中毕业后，与现在丈夫恋爱结婚，患者一直为个体经商，生活较闲散。患者丈夫为私企主管，性格内向，与患者平日交流较少。患者家庭中有一较特殊现象为，患者与姐姐分别嫁给了一对兄弟，"亲上加亲"的结果是，姐姐一家照顾患者一家的生活方面并参与了其家的大部分事情，患者自觉处处受限，1 年前大姐一家又搬到了离患者家很近的地方，接触更加频繁，患者核心家庭的界限更加模糊。再加上患者一直照顾的女儿上学离家。患者自觉难以适应，出现抑郁症状（图 4-2）。

3. 结论　通过家谱图，患者的核心家庭及原生态家庭的关系可以很形象地勾画出来，帮助我们和患者一同找出家庭关系中问题的所在。

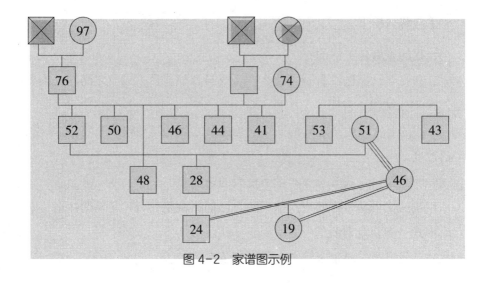

图 4-2　家谱图示例

第 4 节　无抽搐电休克

【概述】

电休克治疗（Electroconvulsive Therapy，ECT）是通过给予患者头部适量的电流刺激，导致大脑皮层特定区域癫痫样放电，从而控制精神症状的一种治疗手段。后在传统治疗的基础上给予麻醉剂和肌松剂，消除了患者紧张情绪和各种不良反应，被称为无抽搐电休克或改良电休克治疗（Modified Electroconvulsive Therapy，MECT）。

MECT 最早用于精神分裂症和重性抑郁障碍的治疗，对难治性抑郁症的治疗，缓解率达 50%~75%，高于药物治疗。目前，有研究报道，MECT 对使用药物成瘾而发生精神障碍并经多方治疗无效的患者有效；而且 MECT 对治疗强迫症、创伤后应激障碍等疾病都展现出了不可估量的作用。研究数据表明，MECT 治疗各类精神障碍患者的有效率为 90%，显效率为 76%。

【适应证】

精神分裂症、抑郁症、强迫症、焦虑障碍、惊恐障碍、创伤后应激障碍、躯体化障碍、药物成瘾所致精神障碍等。

【注意事项】

1. 治疗前 8 小时禁食禁水，入治疗室后患者持续监测 MAP、ECG、SpO_2。

2. 治疗前进行体格检查和必要的理化检查，包括心电图、胸部 CT 等。

3. 要在专门治疗室进行治疗，应备齐各种急救药品与器械。

4. 要严格按照操作标准进行。

5. 要注意电休克治疗对患者的认知功能损害，选择适当的治疗频率。

6. MECT 可能会引起患者的胃肠道和头部不适等不良反应。

第 5 节　重复经颅磁刺激

【概述】

经颅磁刺激技术（Transcranial Magnetic Stimulation，TMS）是 Barker 等人于 20 世纪 80 年代中期发展起来的一种影响和改变大脑功能的生物刺激技术，重复经颅磁刺激（Repetitive Transcranial Magnetic Stimulation，RTMS）是在 TMS 基础上发展起来的新的神经电生理技术，因其能改变大脑局部皮层兴奋度，而引起了神经精神科学工作者的极大兴趣。

RTMS 刺激的强度以运动阈值（Motor Threshold，MT）的百分数表示。MT 是指连续 10 次刺激运动皮层，至少 5 次引起目标肌肉收缩的最小输出强度。RTMS 根据频率不同，可分为 1Hz 及以下的低频 RTMS 和高于 1Hz 的高频 RTMS。

【适应证】

精神分裂症、抑郁症、强迫症、焦虑障碍、创伤后应激障碍、癫痫、运动障碍疾病、慢性疼痛综合征、脑梗死等。

【方法参考】

1. 精神分裂症　低频 RTMS 刺激精神分裂症患者左颞顶叶，患者幻听可缓解数周。

2. 抑郁症　高频 RTMS 刺激抑郁症患者左前额皮质背外侧部，低频刺激右前额皮质背外侧部。

3. 强迫症　刺激右侧前额叶（靠近眶额皮层），患者的强迫意向减少，暂时控制强迫冲动。

4. 焦虑障碍　低频 RTMS 刺激焦虑障碍患者右前额皮质背外侧部。

5. 创伤后应激障碍　高频刺激创伤后应激障碍患者右前额皮质背外侧部。

【注意事项】

1. 高频率、高刺激强度的 RTMS 可引起轻微头痛。

2. 体内植入了金属如心脏起搏器、头颅部金属等的患者禁忌行 RTMS。

3. 高频 RTMS（>10Hz）能诱发癫痫发作，特别对有癫痫家族史者要慎用，必要时配备抢救设施。但低频 RTMS 则相对安全。

4. 线圈温度过热时可导致皮肤烧伤，但目前的 RTMS 设备温度过高时可自动停止工作以避免烧伤。

5. 因 RTMS 对听力有暂时的影响，故受试者和操作者应戴耳罩以保护听力。

（游馥蔚　余文婷　王　欣）

第 5 章　精神卫生与多学科协作诊疗

【定义】

多学科协作诊疗（Multidisciplinary Team，MDT）：是指临床多个学科针对一个临床疾病，依托多学科团队，通过多学科的讨论，重点讨论患者在疾病诊断和治疗中的问题，制定最合理的规范化、个体化、连续性的综合治疗方案。MDT 源于 20 世纪 90 年代，由美国率先提出，在国外的大型医院已经成为疾病治疗的重要模式。目前肿瘤疾病治疗的多学科诊疗模式较为成熟，通常包括肿瘤外科、肿瘤内科、介入科、放疗科、影像科、病理科、精神科、疼痛科、康复科、营养科等科室及护理团队，基础研究团队。通过这种多学科专家组协作诊疗模式，实现了以患者为中心、以多学科专家组为依托的有机结合，保障患者得到规范、个体化的诊疗方案。

由于目前我国综合医院在诊治过程中对患者的心理、精神、社会等因素关注较少，且治疗中以专科治疗为主，综合治疗较少；当前医学教育环境导致医生业务知识和技能狭窄，缺乏综合治疗和团队协作的意识；而患者对医疗水平和服务质量满意度不高，导致医疗纠纷较多。

同时随着医学模式的改变，新的医学模式以"疾病"为中心，以"治愈疾病"为目标，多学科联合协作模式以"患者"为中心，摒弃传统的单学科治疗的模式，更加符合"生物 - 心理 - 社会"基本医学模式。

因此，精神卫生科在多学科诊疗模式中起着越来越重要的作用。

【精神卫生在 MDT 中的作用】

1. 对于患者的作用

（1）提高患者的情绪、心理和实际支持；

（2）减少治疗计划承诺，减少重复性服务，提高服务的协调性。提高患者对既定治疗方案的依从性；

（3）降低患者的紧张情绪。

2. 对于团队的作用

（1）提高团队沟通交流能力；

（2）增加团队成员的学习和受教育机会；

（3）降低团队成员较小的心理发病率。

【MDT 制度及流程】

1. 对需要多学科会诊的患者，首先科室进行相关检查，积极治疗，对效果做出评价，科室讨论后认为诊治方面还需要多学科会诊，向医务处提出申请，医务处根据科室提出的问题，组织相关科室专家进行会诊。

2. 讨论内容，包括患者目前的诊断、治疗方案是否准确、适宜，需要进一步进行的相关检查，目前患者最需要紧急解决的问题，并发症的处理，预后分析，确定今后的诊疗方案，最后讨论结果记录于病历中。

3. 受邀请参加会诊的学科人员必须仔细阅读会诊材料，了解本次讨论内容，对诊断、临床分期、病理诊断、预后评估、治疗方案等作出判断。应派出具有副主任医师以上职称人员参加会诊。

4. 组织讨论的科室必须按照讨论结果给出意见，认真执行，并及时将诊治情况反馈给相关科室，以便评价治疗效果。

5. 多学科联合查房，科室根据患者病情决定需要由多学科联合查房时，向医务处申请，并将患者病历资料发送至相关科室。医务处协调相关专家并派人参加查房，做好记录。查房时按照三级医师查房标准进行，查房后认真讨论，得出下一步诊疗方案。

6. 受邀请学科严格按照邀请学科确定的时间、地点准时参加，对于紧急情况下发出的多学科联合会诊，按照急会诊时限要求（10 分钟到达现场）。

【MDT 的理论基础 - 整体观念】

人体是一个有机的整体，人体是由许多细胞、组织、器官、系统所组成的。每个组织和器官、系统有其独特的生理、心理功能，而这些不同的功能又都是人体整体活动的一个组成部分，这就决定了人体内部的整体性，人体各个组成部分之间，在结构上是不可分割的，在生理、心理上是相互联系、相互支持而又相互制约的，在病理上也是相互影响的。

在整体观念的指导下，人体的这种整体性被认为是人体正常的生理、心理活动。一方面依靠各组织器官发挥自己的功能作用，另一方面则又要靠组织器官之间相辅相成的协同作用和相反相成的制约作用，才能维持其生理、心理上的平衡。每个系统都有其各自不同的功能，但又是在整体活动下的分工合作、有机配合，这就是人体局部与整体的统一，这样才能达到社会的统一性、适应性。

在认识和分析疾病的躯体病理、精神病理机制时，首先要将人体作为一个整体来看待，将病理机制的重点放在局部病变引起的整体病理变化上，并把局部病理变化与整体病理反应统一起来。一般来说，人体某一局部的病理变化，往往与全身的脏腑、组织和器官的功能强弱有关。由于脏腑、组织和器官在生理、病理上的相互联系和相互影响，因而就决定了在诊治疾病时，可以通过一般状况（包括面容、体型、生命体征、皮肤、黏膜、淋巴结等）、呼吸、心血管、神经、精神状态等外在的变化，来了解和判断其内在的躯体、精神病变，以作出精准的诊断，从而进行综合、规范化、个性化的治疗。

人体是一个有机的整体，在治疗局部病变时，也必须从整体出发，采取适当的措施。如，一个"头痛"的患者，其病因往往与多学科多系统相关，需要神经内科医师对其进行神经系统评估，同时要考虑头痛是否与不良情绪相关，如焦虑、抑郁、恐惧、强迫及躯体化疼痛等，需要精神科医师进行心理-社会因素的分析，包括应激性事件、个体的个性特征及家庭-社会支持系统等评估；另外颈椎病在某些情况下也可以导致患者出现疼痛，因此需要骨科医生对其进行详细的检查及评估；在诊治过程中，疼痛科、康复科、营养科等科室协同工作，对患者诊断、治疗及预后提供最全面的、个性化的建议。以上诊治方案均是在整体观的指导下确定的。

人与外界环境的整体观。外界环境包括自然界、人类社会环境，其中人与自然有着整体观的属性，生命是自然发展到一定阶段的必然产物。人首先是一个生物体，作为高等动物，产生于自然界，人的生命活动规律受自然界的影响。新陈代谢是生命的基本特征。生命既是自动化体系，又具有一定的开放性，它必须和外界环境不断地进行物质、能量和信息交换才能赖以生存。人体是一个复杂的系统。精神和心理是构成人体的基本，也是维持生命活动的基础。人体经常处于不断自我更新的新陈代谢过程中，没有新陈代谢运动就没有生命活动。人与自然的物质整体性决定生命和自然运动规律的协同性与系统性。人类生活在自然界之中，自然界存在着人类赖以生存的必要与非必要条件。自然界的运动变化又可以直接或间接地影响着人体的细胞、组织和器官功能，机体则相应地发生生理、病理及心理上的变化。所以，人体与自然界息息相通，密切相关。

人与自然界、人类社会环境的整体观念强调人体内、外环境的整体协调和统一。人与外界环境的整体观认为人体是一个有机整体，既强调人体内部环境的整体性，又注重人与外界环境的整体性。自然界对人体的影响：人和自然相统一，人与自然有着共同规律，均受自然规律的制约，而且在许多具体的自然规律上又有相互影响相互作用的关系。人体的生理活动随着自然界的运动和自然条件的变化而发生相应的变化。

人与社会人文环境的整体统一性。人与社会环境的整体性，人既有自然属性，又有社会属性，同时具有可塑性、适应性，在现实生活中是一切家庭社会关系的总和。社会是生命系统的一个重要组成部分。人从出生到成人的成长过程就是由生物人变为社会人的全部过程。人生活在社会环境之中，社会形态变迁、社会体制的变革与人的身心健康和疾病的发生有着密切关系。社会角色、地位的不同，以及社会环境的变动影响人们的心身功能，而且疾病谱的构成也不尽相同。例如，一位 60 岁退休又处在更年期的患者，无法快速适应从工作环境骤然转变为家庭环境变化，自己身份、地位的改变影响其心理、躯体的健康水平，这时患者往往容易出现一些慢性疾病，如高血压、糖尿病、冠心病等；同时有可能出现一些精神问题，如失落感、脾气性格改变、无用感、无价值感、焦虑、抑郁、失眠、躯体不适感等。更有甚者，社会环境、角色地位的变化对人的身心功能的影响导致了一些现代社会的"高科技综合征""抑郁症""焦虑症""躯体形式障碍""慢性疲劳综合征"等的与社会因素有着密切关系的疾病发生。

整体观念认为人与自然、社会是和谐一致的，人的生老病死受自然界和社会规律的制约，人的生理、心理、病理的变化也随着自然与社会的变化而产生相应的改变。人可以通过以整体观为理论指导的 MDT 的诊疗手段，调节心身状态，使其处在和谐状态，能够积极主动地适应自然界与社会环境。同时，还要完善个性特征，建立与自然、社会环境相统一的健康人格、健康身心。

【MDT 中的心与身同治】

综合内科如心内科、肿瘤科、消化科、内分泌科、风湿免疫科及血液科等的精神心理障碍患者临床处理跨度大，从普通人的患病反应，到患病行为异常及适应障碍，到慢性神经症患者的特殊应对方式，到药物不良反应造成的精神症状以及疾病严重时出现的脑病表现，很难用一个模式应对所有情况。常见患者存在的精神心理问题通常是亚临床或轻中度焦虑抑郁，可以通过心理治疗、物理治疗等方式进行干预；而对于精神障碍程度较重的患者，则应积极转入精神科进行治疗。

1. 心理治疗　心理治疗的目的，在于帮助患者学会认识疾病，解决患者所面对的心理烦恼，减少焦虑、抑郁情绪和躯体化症状，提高患者的生活质量，改善患者的非适应性行为，包括对人、对事的看法和人际关系，重建自尊、自信和改善适应能力。医生需要了解患者的性格、生活和工作经历、现实中的人际关系、内心状况、过去和当前状况以及家族精神心理背景，帮助患者以适当方法来处理心理问题及改善生活质量。

2. 精神科药物的应用　目前针对患者抑郁、焦虑的药物治疗主要有：选择性 5- 羟色胺重摄取抑制剂（SSRIS），去甲肾上腺素能和特异性 5- 羟色胺能抑制剂（NaSSA），均可改善患者的焦虑抑郁情绪。

对于合并精神心理问题的患者，采用药物治疗精神心理问题需要遵从 7 条药物治疗原则：①诊断要确切；②全面考虑患者的症状特点、年龄、躯体状况、药物的耐受性、有无合并症，个体化用药；③剂量逐步递增，采用最低有效量，使不良反应降到最低，提高治疗的依从性；④一般药物治疗在 2

周左右开始起效，治疗的有效率与时间呈线性关系，如果足量治疗 6~8 周无效，应考虑换药；⑤治疗持续时间一般在 3 个月以上，根据病情决定用药时间；⑥如第一种药物治疗无效，可考虑换药，换用同类另一种药物或者作用机制不同的另一类药物；⑦与患者有效地沟通治疗的方法、药物的性质、作用、可能的不良反应及对策，增加患者治疗的依从性。

积极与各个科室协同，诊治相应躯体疾病，首先处理原发疾病，在此基础上，对于共病及伴随症状进行干预，在药物治疗方面，要选择应用相互影响小、副作用轻的药物；在手术治疗方面，做好术前术后心理干预，保证手术的成功及术后康复。

【肿瘤 MDT 】

肿瘤是一种全身性疾病，我国目前大多数仍为传统治疗模式，即各自为政的分科体制，各学科之间缺乏有效的联系、协作渠道，这导致很多肿瘤患者往往需要反复到不同的科室求医，不仅耗时长，而且容易错失最佳治疗时机，同时可选择性的治疗方案也较少，使患者对治疗依从性差、对疗效不满意。而专科医生则因资源少、信息量小，缺乏与其他科室的沟通，导致治疗方案受限，个人承担责任较大，心理压力较重。

MDT 是实现"有计划、合理地应用现有治疗手段"进行肿瘤个体化综合治疗的组织保障。它将医院内部不同科室的医生聚集，通过定期、定时、定址的会议，汇集各科室的最新发展动态，并结合患者的疾病分期、家庭经济状况及其身体状况和心理承受能力，在权衡利弊后，确定出科学、合理、规范的最佳治疗方案。美国国家综合癌症网络（NCCN）根据 SCI 最新报道成果更新的肿瘤诊治指南，MDT 已经成为多数肿瘤治疗模式的首选。《英国癌症诊治指南》规定：所有确诊肿瘤的患者在接受治疗前必须经过相关 MDT 会诊。

肿瘤患者除原发性肿瘤外，可能存在转移的风险，当肿瘤转移到其他系统时，需要多个所涉及科室进行 MDT 会诊。如直肠癌患者，首诊于普外科，经 MDT 会诊后，首先于普外科行手术切除，术后根据肿瘤科提供的化疗方案进行化疗，同时，由于患者存在明显的营养缺乏，并由营养科根据其具体情况进行营养搭配。数年后，该患者因直肠癌髋关节转移就诊于骨科，再次行 MDT 会诊，普外科评估其不具备再次手术指征，骨科认为可行髋关节置换术，肿瘤科则再次提出新的化疗方案。在该患者就诊过程中，精神科专家针对患者的焦虑、抑郁情绪，给予合理用药，明显改善了患者的不良情绪，并增加了依从性。

研究发现，肿瘤患者中有 40% 以上的人存在中等以上程度的抑郁、焦虑和疲乏，而抑郁情绪往往是由于其在长期的治疗过程中因无助和失望而引发的。同时，这种不良情绪往往会导致患者对治疗的依从性差，从而疗效差，乃至出现放弃治疗及生命等行为。

因此精神科在肿瘤 MDT 中起着重要的作用：

（1）为肿瘤患者伴发的不良情绪及精神障碍提供恰当、及时的疾病诊断；

（2）基于诊断制定个体化治疗方案。包括药物治疗、物理治疗及心理干预治疗等；

（3）对患者的家属进行相应心理干预，协助患者提供治疗的依从性。

【心脏 MDT】

心脑血管疾病是心脏血管和脑血管疾病的统称，泛指由于高脂血症、血液黏稠、动脉粥样硬化、高血压等所导致的心脏、大脑及全身组织发生的缺血性或出血性疾病。心脑血管疾病是一种严重威胁人类，特别是 50 岁以上中老年人健康的常见病，具有高患病率、高致残率和高病死率的特点，即使应用目前最先进、完善的治疗手段，仍可有 50% 以上的脑血管意外幸存者生活不能完全自理，全世界每年死于心脑血管疾病的人数高达 1500 万人，居各种死因首位。

心血管疾病临床表现多样，涉及多个系统及器官，其诊断与治疗往往需要多学科共同合作，帮助患者实现最大限度的康复。

呼吸内科：呼吸困难（Dyspnea）也是主观感觉和客观征象的综合表现。主观上感觉呼吸费力，客观上呼吸次数增多，动作快而幅度加大。心脏病患者的呼吸困难多为渐进性，逐步加重。但在疾病的初期，患者往往首先就诊于呼吸内科。骨科 / 疼痛科：某些心肌梗死的患者，并不表现为典型的胸骨后疼痛，而表现为颈椎疼痛或肩周疼痛，因此患者往往首先就诊于骨科或呼吸内科。

营养科：心血管疾病的患者多与其不良的饮食习惯及运动习惯有关，因此，营养科医生需要在治疗过程中，为患者提供低盐低脂饮食搭配，及出院后进食注意事项。

精神卫生科：在心血管科最常见的冠心病和高血压人群中，抑郁发生率分别为 9.2% 和 4.9%，焦虑发生率分别为 45.8% 和 47.2%。其中，冠心病伴精神心理障碍患病率高，但由于胸闷、胸痛、心悸，而持续不良的情绪将会从行为学及生物学机制推进心血管疾病的发生和进展。影响冠心病的行为学途径，包括缺乏体力活动、吸烟、社交孤立，高脂和高糖饮食以及药物和自我管理方案依从性差，每一种行为模式均与临床抑郁及焦虑相关。参与冠心病与精神心理障碍的生物学共病途径，包括持续的自主神经失调（交感神经活跃、副交感神经抑制）、下丘脑 - 垂体 - 肾上腺轴（HPA）的应激反应调节异常、血管炎症内皮功能失调和血小板聚集增强。因此，精神科在心血管疾病 MDT 中的作用尤为重要。

【病例分析】

1. 病例介绍　患者赵某某，女，62 岁。主因"间断自觉腰痛、游走性躯干疼痛伴睡眠差 7 个月余，加重伴情绪低落 8 天"入院。患者 7 个月前因与丈夫发生口角后，逐渐出现头痛、入睡困难、全身不同部位的疼痛不适、烦躁、易激惹、易怒，曾行中医中药治疗，效果欠佳，反复就诊于当地医院。行多项检查提示胸 12 椎体压缩性骨折，建议其于上级医院就诊。患者因胸 12 椎体压缩骨折于 2016 年 5 月 11 日在我院骨科行（局麻 + 强化下）胸 12 椎体压缩骨折后路经皮椎体成形术，后出现左髋部及左大腿麻木，口服甲钴胺片症状缓解不明显。于 5 月 18 日患者出现尾椎部及肛门疼痛、酸困，给予口服西乐葆片（具体剂量不详），自己加用去痛片（具体剂量不详），止痛效果不佳。其后逐渐出现全身麻木、痛、痒，肛门、尾椎部、臀部坐骨结节处疼痛加重，睡眠差，每晚仅可间断入睡 2~3 小时。于 5 月 23 日患者于骨科门诊复查，给予三香化瘀膏外用、口服阿仑膦酸钠维 D_3、依托考昔片与佐匹克隆（具体剂量不详），用药后左髋部疼痛减轻，但麻木未改善，其余部位痛痒症状未缓解。于 5 月 25 日以后患者出现上腹痛，食欲差。于 6 月 11 日患者上述症状加剧，并出现左手示指尖疼痛，逐渐累及中、环、小指尖疼痛，口服上述药物不缓解，情绪低落，哭泣，认为自己的病无法治疗。于 6 月 15 日患者出现浑身皮肤疼痛，触碰加重，阴道疼痛，腹痛。6 月 21 日出现右手示、中、环、小指指尖疼痛，双足趾尖疼痛，口腔内疼痛，不敢进食。为求进一步诊治，就诊于我科门诊，并以"躯体形式障碍"收治入院。患者自发病以来精神萎靡，睡眠质量差，入睡困难，易早醒，情绪低落，兴趣减退，过度关注躯体疼痛感觉，烦躁，易怒，紧张，恐惧，害怕，反复诉说自己疾病难以治愈，认为家人不理解自己，心神不安，食欲差，排便困难，里急后重，小便基本正常，体重减轻 5kg。自发病以来，有自杀意念，未引出自杀行为，无冲动、攻击、自伤行为，可引出消极观念。

既往史：2002 年行胆结石腹腔镜胆囊摘除手术；2003 年因子宫肌瘤行子宫切除术。2016 年 5 月 9 日—5 月 12 日因胸 12 椎体压缩骨折，腰 2 椎体压缩骨折，腰 2~3 椎体融合在我院综合骨科行（局麻＋强化下）胸 12 椎体压缩骨折后路经皮椎体成形术。患者既往高血压病史 7 年余，不规律口服降压药，血压最高达到 170/100mmHg，现口服尼群地平片 10mg/d，阿司匹林片 100mg/d，血压控制仍不理想，波动于 140~165/75~95mmHg。

过敏史：链霉素。

婚育史：18 岁结婚，由于与丈夫经常争吵，现与儿子儿媳住在一起生活。生育 2 子 2 女，大儿子 2002 年因交通事故去世，配偶脑梗病史 10 年，目前间断治疗。

月经史：初潮年龄 14 岁，7/30，45 岁闭经。

家族史：患者父亲 70 岁因肺气肿去世，母亲 65 岁因"咳嗽"去世，无与患者类似疾病，无家族遗传倾向的疾病。

个人史：患者病前性格要强、追求完美，爱面子、急躁，与丈夫性格不合，因性格、做事效率等问题与丈夫矛盾较多，夫妻二人争吵诱发丈夫脑梗死，二人相处模式与丈夫病前对比未发生改变。无宗教信仰，无烟、酒、药物等嗜好。

体格检查：脊柱呈正常生理弯曲，支具固定，背部胸 12 椎体棘突旁开 2cm 可见穿刺手术瘢痕，其余查体未见异常。神经系统:肢体感觉运动正常，生理反射存在，病理反射未引出。

精神检查：意识清楚，由儿媳妇陪同自行步入病房。衣着适时整齐，表情痛苦，低头蹙眉。注意力可集中，无注意力涣散，随境转移。接触：接触主动，主动诉说病情，对答切题，检查合作。时间、地点、人物定向力正常，自我定向力正常。自觉头痛、腰痛、肛门痛、会阴痛、双下肢痛等全身疼痛不适。未引出幻听、幻嗅、幻视、幻味，内脏性幻觉，未引出错觉，未引出视物变形、时间知觉障碍、空间知觉障碍、非真实感，无记忆力减退，无记忆增强，无错构、虚构行为。一般常识具备；计算力正常；理解、判断力正常。自知力不完整，认为自身疼痛与心理社会因素无关。躯体不适时情绪低落、兴趣减退。情感不稳定，易烦躁。情感协调性改变:无情感倒错、情感幼稚。过度关注身体不适、病理性意志增强，影响社会功能，常感精力不足而懒得做事，家务活也无心做，影响正常生活。语言功能:语速较慢、语音低，无自言自语。行为活动：无冲动行为，无自杀、自伤行为，日常生活需要家人帮助。

入院进行相应辅助检查：血常规、尿常规、粪常规、血生化、感染组合、风湿免疫系列、甲状腺激素系列、性激素系列均未见明显异常。心电图、腹部超声、超声心动图、头颅磁共振等均未见明显异常。焦虑自评量表:68.75，为中度焦虑。抑郁自评量表:60，为中度抑郁。艾森克人格问卷:P58，L52，E33，N67，明显神经质、精神质。17 项汉密顿抑郁量表:24 分，为中度抑郁。14 项汉密顿焦虑量表：31 分，重度。

2.病情分析

发病基础：老年女性，性格急躁、个性要强，与家人矛盾较多。

发病诱因：病前有负性生活事件（不愉快的家庭琐事，与丈夫争吵，家人对疾病的不理解、不信任），每次病情加重前都有心理应激事件刺激。

临床表现：慢性起病，迁延病程，总病程 7 个月余。精神焦虑：恐惧、害怕、心烦、紧张、担忧，易激惹，警觉性增高；躯体焦虑：全身麻痒疼痛、出汗、心慌、胃肠不适、失眠，乏力、入睡困难、容易早醒，醒后难以再次入睡；抑郁症状：间断存在情绪低落、兴趣减退、意志行为减退、快感缺乏。

治疗经过：

（1）心理咨询和心理治疗方案：支持性心理治疗、认知行为治疗一周两次。

（2）药物治疗方案：综合考虑该患者疗效及长期服药依从性，给予度洛西汀 60mg，小剂量起始，逐步加至最佳有效治疗剂量至 120mg，早期联合奥氮平片 2.5mg，曲唑酮 50mg，每周监测疗效和不良反应。

（3）物理治疗方案：RTMS 经颅磁刺激治疗。

（4）预后：患者出院后 2 周到门诊复查，逐渐平稳，疼痛指数下降至 2 分，焦虑抑郁情绪减轻，家庭关系改善。

骨科、心内科、疼痛科、精神科专家联合点评：

1. 对于多靶点、游走性、痛点不固定的全身疼痛，应在排除器质性疾病的情况下考虑躯体形式疼痛障碍。

2. 中枢性疼痛产生与抑郁、焦虑发病具有共同的神经通路，因此疼痛与焦虑、抑郁等不良情绪互为产生因素。同时，对于难治性中枢性疼痛，双通道抗抑郁药物（如度洛西汀肠溶胶囊）可能起到意想不到的效果。

3. 某些降压药（如某些肾素 - 血管紧张素系统抑制药）可能会产生焦虑、抑郁情绪，因此，对于伴有焦虑、抑郁情绪的患者，应谨慎选择降压药，首选钙离子拮抗剂或 β - 受体阻滞剂。

4. 对于与不良情绪相关的血压、心率波动，在调整焦虑、抑郁情绪后，应及时调整心血管药物，以免造成低血压或心动过缓。

5. 对于某些患者来说，医生一定程度上的保证，也可起到减轻病痛的效果。可以说，医生的语言就是一味药。

6. 患者因为疼痛反复就医，仅有一项检查提示患者存在腰椎问题，但无法解释患者目前的疼痛程度及疼痛部位。同时，患者疼痛的发生发展与负性事件、家庭支持系统不良有关，患者虽认为可能有心理原因存在，但不承认其为导致疼痛的主要原因。患者通过疼痛症状控制、支配家庭人际关系，并希望得到家人的关注，这种情绪可缓解患者的情绪冲突，是潜意识中的一种发泄，是一种继发性获益。

7. 有研究发现躯体形式障碍的患者有神经质特质，表现为敏感、多疑、过多对身体关注，这种过度的关注会导致对疼痛阈值的下降，从而导致疼痛的产生。有精神质特征表现的人，以自我为中心，对外界比较冷漠并且有敌对性，固执。本患者同时具有精神质、神经质的特质，有不稳定型神经质、精神质倾向，导致存在明显的家庭人际交往不良、夫妻关系不和睦、无法处理不良情绪，而这些问题的长期存在，再加上述情绪障碍，很容易导致患者罹患躯体形式障碍等疾病。

8. 多学科联合诊疗对于目前存在的疑难病症的诊断与治疗具有重要的意义。

（刘虎子　田　峰　任夏瑾）

第6章　精神卫生社会工作者的职责

【背景概述】

《跨学科科研科团队建设初探》指出：跨学科科研团队是由具有不同学科背景的科研人员组成的，旨在应用多学科的思想观点、方法和知识来解决特定学科或社会实践问题的功能系统。本书所指跨学科合作团队是指与精神卫生领域相关的不同专业背景的人共同合作，为精神障碍患者解决问题的团队。精神卫生服务团队主要包括精神卫生科医师、护士、心理治疗师、物理治疗师、医务社会工作者、康复治疗师等不同学科背景的工作人员。

《全国精神卫生工作规划（2015—2020年）》提出为提升我国现有精神卫生服务能力和水平，到2020年，精神卫生专业人员紧缺状况要得到初步缓解，基层医疗卫生机构应普遍配备专职或兼职精神卫生防治人员。心理治疗师、社会工作师基本满足工作需要，社会组织及志愿者要广泛参与精神卫生工作。各地要建立健全精神卫生专业队伍，合理配备精神科医师、护士、心理治疗师，探索并逐步推广康复师、社会工作师和志愿者参与精神卫生服务的工作模式。这为精神卫生社会工作服务跨学科团队的建立提供了政策依据。

作为精神卫生服务团队的一员，医务社会工作者职责范围和服务重点是以患者的福利为中心，以医疗救助、心理咨询、医患沟通为主的福利服务，解决患者因疾病导致的社会问题。医务社会工作者在卫生系统中的角色定位可以确定为医生的助手，护士的伙伴，患者与家属的朋友，家庭的保护人，社区的组织者，其他专业技术人员的合作者。在精神卫生服务团队中，医生、护士负责诊断、制定主要治疗方案，心理治疗师提供心理治疗，康复师提供精神康复专业训练，医务社会工作者负责了解患者需求，运用个案、小组、社区等方法提供专业服务，提供给团队成员有关服务对象的评估资讯，强化患者回应问题的能力，协助服务对象改善与家人间的关系，建立健康的人际关系等。

【工作内容】

1. 门诊工作

（1）首诊

1）提供给团队成员有关服务对象的评估资讯：在门诊工作过程中，精神卫生科医生会有首诊医师配合专家进行初评，在初评过程中，初评医师主要询问患者的疾病有关的生理、心理症状及服药史等，医务社会工作者则注重评估患者的家庭、生活保障、社会支持、社会生活史等情况，包括评估患者的饮食、睡眠、运动、生活习惯、就医意愿、对疾病的看法、疾病对家庭社会的影响、改变动力等，将这些信息提供给首诊医师，提升评估的完整性。

在进行家庭评估时，医务社会工作者应了解患者的居住情况，家庭经济情况，家庭类型，家庭结构，家庭关系等；在进行社会保障评估时应了解患者是否有社会保险如医疗保险、最低生活保障及医疗救助等；在进行社会支持评估时应了解患者所拥有的正式支持，如民政支持、残联支持、卫生部门支持等；了解其非正式支持情况，如来自家庭、亲朋好友、邻里、社区等的支持及这些支持的类型与支持程度；在进行社会生活史的评估时应了解患者的成长经历及生命重要事件，了解患者当前注重的问题及过去解决问题的经验，患者与家庭、亲友、同事、社会等的互动情况。

2）提供心理支持处理医患关系：患者及其家属因患者的疾病会引起惶恐、失望、沮丧、否认等负向情绪，出现与患者之间的排斥及接触障碍。患者因患病等原因与家属或单位发生的不愉快，均可能成为医患关系不良的导火索，医务社会工作者需要评估这些负向情绪并协调因疾病引起的紧张医患关系、增进医患沟通，传递医患间的各种信息，帮助医患双方就疾病诊断治疗等达成一致，站在中间立场调解医患纠纷，公正公平地维护双方的权益。

医务社会工作者要以非批判的态度积极聆听来自患者及其家庭的心声，

尊重患者的体验，同理家庭的感受，保障患者与家属均能表达自己的意见而非只让一方进行阐述，在患者及其家属进行阐述的同时为其提供心理支持与人文关怀，保障患者的良好就医体验，从而促进规范化检查与治疗。部分患者或家属缺乏医疗知识，对医生存有偏见，认为很多医生不负责任，乱开检查、乱开药、开贵药，此时医务社会工作者要向患者及其家属解释医院科室相关的工作程序与规章制度，为患者进行答疑解惑，使患者正确认识医院科室、医生和医疗，以防患者对医院科室产生误解，将医患纠纷的萌芽扼杀在源头。

（2）复诊

1）提升治疗依从性：精神障碍患者回归社区后其病情的稳定性直接决定了康复质量，因此整合多方力量，增强患者治疗依从性，养成健康的生活方式对于其恢复十分必要。

部分患者是因病情反复来院治疗的，老病号多次入院，除一些患者是由于个体耐受度无法承受药物严重的不良反应而停药外，其余很大一部分患者复发是由于治疗依从性不佳。患者由于不了解药物的物理性状，对于药物的不良反应过高关注及对治疗手段的偏好转而采取其他治疗方法；部分患者对疾病与医嘱的认知、重视不足，没有按时按剂量服药或者按照自己的喜好及感受自主调整药量；有的患者则由于对药物疗效不了解、对治疗起效时间不了解、对潜在的不良反应不了解，在服药一段时间后发现变化不大或忽视了症状的改善，认为药物没有作用，而对医师产生不信任，在未经过医师评估的情况下擅自停药或辗转到别处医治，所有这些情况均可导致患者复发，并再次入院。为减少患者复发的可能性，医务社会工作者首先应提升患者的治疗依从性，再协助患者及其家庭做好疾病控制。

针对以上影响治疗依从性的不同原因，医务社会工作者应采取个案辅导的方式改变患者的非理性想法。除此之外，医务社会工作者应了解患者的患病史，定期评估或每月电话访问患者的服药情况，提醒患者定期复诊；采用工作坊或讲座方式链接专业人员为患者群体及其照顾者普及精神疾病服药知识，培养良好的用药习惯，减少疾病复发风险。

2）巩固治疗依从性：对于治疗依从性高、积极复诊的患者或已经认识到要积极配合医嘱的患者，医务社会工作者需要按季度或视情况向其家属定期跟进了解服药情况及恢复情况，如在复诊过程中需要进行相关体检，医务社会工作者应提醒患者空腹来院并携带好早餐，结束后告知其领取体检报告的时间，领取报告后如有特殊需要应及时反馈给主管医生并进行咨询。

复诊结束时医务社会工作者与患者共同制定阶段个人健康规划。个人健康规划可视情况对用药、饮食、睡眠、运动、工作、人际交往等方面进行设计，在与患者共同制订好计划后要求患者家属发挥监督提醒的作用，与患者约定在下次复诊时进行反馈。

设计并邀请康复效果良好的患者及其照顾者定期回院参加医患交流沙龙，在医务社会工作者的协助下解决患方的疑问，增强照顾者的信心，促进医患之间的交流与联系，建立患者与患者间的支持网络，进行经验交流、未来展望，实现老患者帮助新患者，新患者之间互相支持的目标。

2. 病房工作

（1）病房探访工作：医务社会工作者与主管大夫一起查房随时关注患者情况，分析患者心理，为患者提供人文关怀与心理支持，帮助患者及其家属走出心理困境。在经过评估后如需帮助，医务社会工作者可以及时转介给专业的心理治疗师为患者提供咨询与治疗服务。

一些患者入院后会有环境适应方面的问题，每个人都是独立的个体，生活习惯、人际交往方式等均会有所不同，因此初入一个陌生的环境，不良的互动方式容易引发患者及其照顾者的一些不良情绪。但是由于病房环境及住院要求，每个病房至少会有四个人出现，即两名患者与两名陪护人员，个体的自利倾向不会使其更多地站在对方的立场考虑问题，因此，有时病房可能一句话不投机便发生争执，这不仅会影响双方关系，也会影响患者的治疗效果。医务社会工作者可以在日常探访中提前做好预防工作，解决此类问题。

在病房中常见的另一种适应是患者的照顾者对于患者患病这一事实的适应，有的家属并不了解疾病知识，如就诊率较高的抑郁症的相关知识，照顾者看到患者兴趣下降，不愿做事，情绪低落等表现，会认为其是偷懒，装病，反而会对其加重责备。患者住院后表现渐好，照顾者会加深误会，认为患者是逃避工作，这种责备与怀疑的态度会引发患者的状态退步。鉴于此，医务社会工作者有必要为患者的照顾者普及有关疾病的知识及护理技巧，为患者的恢复营造良好的家庭环境。

（2）互助团体建设：事实上，有自知力的精神障碍患者内心更渴望得到外界的关心与支持，如果其外界环境能给出支持，将有利于其非理性想法的改观，提升治疗效果。患者与患者之间其实是最能够理解他们彼此内心想法与渴望的，相似的疾病经历、共同的疾病表征往往比其他人更易拉近彼此的关系。同理，照顾者之间也是一样，精神障碍患者的照顾者要承受经济、心理甚至社会上的压力，在陪护期间其精神状态十分重要，如何与其他患者及其照顾者交流才能有益于自己，是他们的需要。面对有同样遭遇的人，最容易打开心房，直抒胸臆，而且病友之间彼此的支持与理解是医护工作人员所无法代替的。

在住院期间，医务社会工作者可以为其创造一个病友间的非正式支持网络，运用病友之间的力量为其社会功能的恢复做支持。当个人确知其生活在一个富有支持性及关怀性的社会网络之中时，而他亦主观感觉到其他人时刻都会愿意提供适当的帮助时，他自然就会感觉到自信心的恢复、安全及可以控制周围的环境。这种健康的心理状态有助于化为生活经验并延续到患者的社会生活中去，从而进一步促进其康复。医务社会工作者可以进行设计，为患者及其家属开展互助小组工作。

（3）家庭能力建设

1）疾病控制：与门诊工作疾病控制目标相同，病房这一工作的目的是运用小组工作的方式提升患者家属对患者的生活照顾能力。在小组过程中医务社会工作者会营造轻松的氛围引导患者家属分享彼此在照顾中的经验及困惑，引导组员共同解决问题。

家属承担的任务是组内分享的重点。为患者提供良好的饮食、睡眠环境，做好药品保管，同时提醒、监督、协助患者服药，观察并记录患者的症状，陪同复诊检查等应该是被分享的。值得注意的是，家属可能存在一些照顾误区，如将药物放到食物或饮料中等，这样不仅会引起患者的反感，还会导致药效下降，若患者坚决不服用药物，家属应寻求精神科医师或患者信赖的医护人员的帮助，医方的权威形象往往能够提升患者的服药依从性。此外，家属日常应多倾听患者的心声，了解其想法，多与患者交流，开导患者，使其养成自觉服药的良好习惯，减轻护理压力。服药督促方面有一些技巧可以参考，如引导患者运用闹铃提醒自己服药，运用服药卡片或色彩贴纸的方式记录服药情况，运用奖励的方式强化患者按时服药的行为等。

2）生活规划：住院期间医务社会工作者应与患者共同确定出院后的规划，患者的任务是每天独立完成洗漱、穿衣、饮食、运动等基本自我照顾项目，在提升肢体活动能力之外，还应承担家务责任，参与家庭事务，直至恢复社会功能。

患者因为疾病原因产生的紧张的医患关系、工作能力障碍、就业障碍、社会歧视等问题都可以在住院期间提出并尝试解决，住院治疗与门诊治疗不同之处在于住院期间有较充裕的时间进行行为预演。行为预演是生活规划服务常用的方式，是指社会工作者运用预演或练习的方式来帮助服务对象进入改变的状态。服务对象在日常生活中受到较长时间的疾病的折磨，要想使其马上放弃旧有的行为方式而采取新的行为模式是很困难的，这就需要行为预演。在预演的过程中，社会工作者要将服务对象面临的问题在预演过程中表现出来，并引导服务对象去练习处理。虚拟的预演练习经验也有助于服务对象增强改变的信心，提升其未来现实生活中解决问题的能力。

3）家庭互动：家属在患者恢复的过程中不仅要照顾患者服药情况，还应有意识锻炼患者以促进其社会功能恢复。在家庭中可以通过日常生活进行互动，如与患者一起购物、散步、运动、欣赏电视节目、分享乐事等。通过日常事件了解彼此的喜好与习惯，促进患者融入家庭。邀请患者参与家庭决策，不仅有助于家庭关系的调节，还有助于提升患者的自信心，使其看到自己的能力。此外，家属也应觉察自己的情绪体验，调整自己对于患者的期待，要认识到即使出院，患者也不一定准备好或者是有能力回到患病前的良好适应状态。

社会工作者在服务前应了解患者的家庭权利结构、家庭成员互动方式，在综合了解的情况下，开展家庭互助学习小组。请患者及其照顾者代表一个家庭出席小组，小组中不同的家庭有着不同家庭相处模式的优点，社会工作者应引导各个家庭学习其他家庭互动模式中的优势及可取之处，在小组氛围中构建良好的家庭互动关系，为患者恢复创造亲和的家庭氛围。

（4）兴趣小组服务：病房的治疗都是在规定时间内进行的，普通患者入院初期需要进行一些常规检查，在经过检查确定患者无其他器质性病变之后，医生方可用药。在制定好医疗方案后患者会按照预约好的时间治疗，每日药物治疗是在固定的饭前饭后睡前等进行，输液基本是在上午，每位患者都会有一个专门的时间进行经颅磁刺激治疗，持续时间不长，心理治疗每个人约好的时间也不尽相同。

在治疗的中后期患者及其陪护人员的时间都比较充裕，在闲暇时间大多数患者会在自己的病房休息或者是在医院的周围逛街。这无法满足服务对象的娱乐需求，结合服务对象的具体情况，医务社会工作者可以组织患者开展难度较小的兴趣小组服务，如书法展示、摄影小组、手工制作等，利用身边简单的物品或设备丰富治疗以外的住院生活。

3. 社区工作

（1）转介跟踪服务：医务社会工作者可以协助转介社区或其他医疗机构人员，协助其了解患者医疗上遇到的问题、照顾方式及服务过程的信息，实现患者相关信息的顺利沟通与对接；同时在与社区卫生服务中心合作过程中通过患者住院期间建立的健康档案可以及时了解患者在出院后的恢复情况或者定期督促其进行复诊，这既是康复追踪，也是预防患者再次复发的一个跟进方法。

（2）提供社会支持：精神疾病的恢复会经历一个比较长的过程，在这期间医务社会工作者可以及时跟进为其营造亲和的社区环境，开展居民趣味康复活动或进行家庭康复训练，提供患者主要支持系统之间的联结，以获得来自家庭、学校、福利机构、医疗服务机构的支持。对接相应的社会援助，为弱势患者群体提供社会支持，包括介绍就业政策、经济援助政策、组建社区支持网络，为患者提供法律援助等。

（3）社区健康教育：社区健康教育包括社区健康管理和社区慢性疾病患者的社会援助及管理。设计健康宣教主题，指导家长用正确的方法培养儿童良好的心理素质，使他们顺利适应环境；建立社会、家庭调节及支持体系，改善个体人际关系环境，提高个体应对紧张、挫折、刺激的承受能力，保证个体心理健康；广泛宣传精神病学知识，形成关心、同情、尊重的社会风尚，纠正社会偏见；邀请资深医生进入社区与社区合作开展心理危机干预服务、心理咨询服务，为患有严重心理问题的人提供服务，帮助其度过危机期，恢复心理平衡。如社区有需求，医务社会工作者可组织社区与医院科室间的互动支持小组，院社合作，加强医院科室与社区的联系，促进患者的回归与再社会化。

（4）志愿管理服务：链接相关志愿者协助服务，为志愿者服务提供培训，请其在进行病房小组服务或社区服务时做好前期宣传、活动记录、后期宣传等工作。服务结束后完成对志愿者服务的时长记录，协同科室对志愿者进行阶段性表彰与奖励。

【前期工作分享】

1. 提供团队成员有关服务对象的评估资讯。

2. 提供心理支持处理医患关系。

3. 协助患者制定阶段个人康复规划。

4. 进行病房探访，处理疾病适应及环境适应问题。

5. 聆听患者及家属倾诉，引导家属进行合理情绪宣泄。

6. 为患者家属提供服药监督方式指导、家庭互动方式指导。

7. 重新设计并邀请相关医护人员执行医患交班会。

（1）基本情况：精神卫生科有一项特色服务即医患交班会，医患交班会要求值班医生在每天下班前一个小时巡视病房，将所有的患者集中在一起，询问患者一天的病情变化及想要咨询的问题，带领大家进行与疾病有关的经验分享与交流，让患者之间相互帮助，相互影响，共同进步。

医务社会工作者运用小组工作的方法，将医患交班会的内容与形式进行丰富，将其打造为工作坊式活动——"医路上有你"。医务社会工作者将收集到的患者需求及治疗过程中出现的问题进行整合，以患者感兴趣的活动作为载体，使新的医患交班会成为支持精神障碍患者的自助群体，加速患者之间的熟悉与连接，让他们在短时间内形成一个非正式的支持网络，实现医患交班会的目的并将其作用增强。

由于患者住院的平均时间为两到三周，所以"医路上有你"的活动安排为有连续主题的 7 场：价值拍卖、照镜子、喜怒哀乐、何谓沟通、全能竞赛、如何趟过疾病的河流、谁是卧底，这 7 场活动旨在搭建患者与家属之间的互助、交流平台，运用病友间及照顾者间的非正式支持网络，提升患者的自助能力，同时缓解照顾者的精神、心理压力。在具体执行中有以下 5 项分目标：

1）患者与家属至少认识自己病房以外的三名患者或家属；

2）患者与家属愿意与除医护人员以外的人交流自己的疾病症状或生活中的问题；

3）患者与家属能够说出自己与所认识的其他组员的至少一个优点；

4）患者与家属能够意识到意见不同时及时沟通的重要性，说出意见不同时至少一种解决问题的方法；

5）患者与家属能够说出自己生活中信奉的一条积极的价值观。

（2）"医路上有你"自助群体活动内容

1）谁是卧底：

热身活动：动物园里有什么？

第一位组员开始说动物园里有什么？第二位组员说老虎，第三位组员说狮子，第四位组员说熊猫……依次进行，所说动物之时要有节奏地拍掌两次，如果回答与拍掌不协调则算输，则须重新开始。这时这个组员要另外寻找一个领域，如医院里面有什么？出错最多的组员最后表演节目。

谁是卧底：

医务社会工作者根据组员数提前准备好相应的字条，如果是 10 个组员

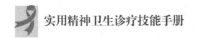

则准备两个"卧底"，将字条分发到组员手中，卧底与多数组员字条上是两个相近的词汇，要求大家每个组员分别对手中的词语进行描述，抓出组员中与其他组员间不同的卧底。时间充足的话可进行两轮。

分享：

我们描述的是同一件事物吗？怎样将卧底抓出来？什么时候看出他是卧底的？卧底是如何隐藏自己的？卧底是如何猜到他们的词的？大家觉得在经过不同的解读后手中的词会不会让组员更好理解？大家觉得抓卧底的游戏与医生评估病情的过程像不像？医生不断询问疾病的表现特征是否是为了更好地确诊，将卧底排除出去？卧底是什么？

2）过河：

热身活动：水果蹲

与游戏"萝卜蹲"同理，每个组员选一个自己喜欢的水果的名字，不可重复，大家围成一个圈，按照××（自己）蹲，××（自己）蹲，××（自己）蹲，××（其他组员）蹲，可调节速度，如对方没有反应过来或者是自己记错则都算输，出奇制胜，争取淘汰其他组员，待气氛活跃进入下一阶段。

过河：

医务社会工作者在地上画出两条线作为河流，在这条河流中放满陷阱，陷阱可以用旧报纸制作，将旧报纸做成不同形状作为阻拦物，一个组员要在蒙着眼睛的情况下从河的一端到另一端，期间不能碰到布置好的陷阱，如果是纸片，则踩到纸片的一角也算输。可视时间进行两组，或是两组同时进行，一个是组员单独过河计算时间，另一个是这个组员在伙伴的帮助下过河计算时间，前后对比两个时间有无差异。

分享：

两次过河的感受一样吗？分别是什么样的感觉？在有组员指导的情况下用时多少，自己单独过河的时间是多少？你希望有组员来帮助你吗？你希望谁来帮助你呢？什么原因使你会选择他来帮助你呢？当你蒙上眼睛的时候害怕吗？你信任你的伙伴吗？什么原因使你信任他呢？刚才看你在不断问你的伙伴确定方向，是什么原因呢？我们治疗的过程是不是也像这样过河呢？治疗过程中谁是你的伙伴呢？你相信他吗？怎么样和你的伙伴一起度过疾病的这条河呢？

3）喜怒哀乐：

真人传真机传递喜怒哀乐：

医务社会工作者事先准备好 16 张写有表示喜怒哀乐词汇或成语的字条。将组员分为两组，让每组组员选出一位队长，队长将组员进行排兵布阵。由第一位组员抽取字条向第二位组员进行表演，其他组员不许偷看，第二位向第三位表演时其他组员不允许偷看，以此类推，直到最后一名队员，最后的队员说出该词，整个表演过程不允许用语言传递信息。在限定的时间内哪组猜对的词语多即为获胜者。获胜者可要求对方做一件事。

分享：

你表现的情绪是最后一位队员猜到的那样吗？看到别的组员有情绪变化你会主动关心吗？有没有接受过其他组员的关心？其他组员关心你时他的关心是你需要的吗？还是其他组员会错意了？其他组员怎样知道你的情绪变化呢？游戏传递过程中有何感受？不说话的时候传递得困难吗？怎样才能更好地传递？有来有回才可以更迅速传递。

4）何谓沟通：

热身活动：造反运动

两个组员为一组进行竞争，一个组员发指令说向左看，另一个组员必须向右看，一个组员发指令说向上看，另一个组员必须向下看，一个组员发指令说向左转，另一个组员必须向右转，否则算输，期间发指令者可以用手势进行干扰，如说向左看就将手势指向左等，待气氛活跃即可进入下一轮。

按指令穿衣服：

医务社会工作者事先选出一位家属作为穿衣服的组员，告诉其尽量不要听指令或者假装听不懂指令，拖延穿好衣服的时间。在游戏开始后，大家围绕这位家属，患者们发出指令让他穿衣服，如"拿起衣服"，"穿左胳膊"，这位家属要假装听不懂，把衣服扔掉或者穿右胳膊，指一下动一下，当大家都不耐烦时游戏截止，让家属分享他此时的感受。

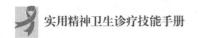

分享：

此刻看到大家都抱怨你不会穿衣服你是怎样的感受呢？大家看到他不听指令心里着急吗？什么原因使你不听指令呢？是听不懂不明白这个概念吗？通过什么方法你会明白指令的含义呢？手把手教会不会好一些呢？刚才的过程是不是沟通呢？指令是不是沟通呢？如果对方真的听不懂但又必须沟通该怎样做呢？双方的地位不对等时可以有效沟通吗？一方地位高一方地位低如何沟通呢？需要一方放低姿态吗？还需要什么呢？动作与行动重要吗？

5）全能竞赛：

热身活动：优点轰炸

所有组员用一句话介绍自己并讲出自己的优点，如果有组员说自己没有优点，则在场每位组员说出一个他的优点，一起来用观察到的优点轰炸他。如果大家都介绍完毕，主持者带领大家对平时不自信的组员进行轰炸。

全能竞赛：

两队队长随机挑选队员，每组3~5名队员，队长说出比赛范围，如"比高""比长"，但不透露较量什么，各组各自猜测，派出代表以后队长才说出较量的项目。例如，各组派出代表来本以为较量身高，结果是较量音高；派出代表较量头发长，结果是较量指甲长。每次胜利得一分，得分多者为胜方。

分享：

这个全能竞赛怎么理解呢？全能竞赛说明了什么呢？是不是什么都可以拿来竞赛呢？竞赛的过程中说比长大家以为比的是什么呢？结果比的是什么呢？还可以比什么长呢？自己身上有没有可比之处呢？什么原因使你能赢呢？每个组员与他组员一样吗？优点轰炸说明了什么呢？我们每个组员都是独特的，都拥有其他组员所没有的特质，我们应该悦纳自己，不要以己之短较他人之长。

6）照镜子：

热身活动：我是大胃王

与滚雪球游戏类似，后一个组员要依次讲出前面所有组员讲过的食物，加上自己吃过的食物，不可重复。

照镜子：

医务社会工作者介绍游戏规则，两位组员一组，一位组员为镜子，另一位组员为表演者。镜子要将表演者的"我"变成"你"，将表演者的左手表演反馈成右手表演，要尽可能地跟上表演者的节奏，直到镜子或表演者任意一方出错则换下一组，分组表演。

示例：表演者："我看到你现在状态这么好，我真为你高兴。"

镜子："你看到我现在状态这么好，你真为我高兴。"

分享：

在镜子里你看到的是谁？你对镜子说了什么话？他又对你说了什么话？你喜欢这句话吗？为什么？照镜子这个游戏让你想到了什么？什么是镜子？以后要怎样照镜子？

7）价值拍卖：

热身活动：滚雪球

医务社会工作者引入滚雪球游戏，让所有组员进行熟悉与简单认识，期间可以向其他组员求助。

价值拍卖：

医务社会工作者进行游戏规则的介绍，每位组员手中有 2000 元虚拟金币，可供购得心仪物品。每件物品 500 元起拍，每次加价至少 100 元，价高者得，价格最高均为 2000 元，谁先出价高谁先得？

拍品为 5 件，分别是：

我的健康我做主，我要积极乐观，尽快康复；

我相信我的状态会一天比一天好；

我现在能正常吃饭、睡觉，虽然有时还会感到烦躁、不舒服，但我相信这都是暂时的；

我相信医生的治疗方案，我会听医生的话好好治疗，好好锻炼；

我感到好多了，坚持就是胜利，我还可以更好。

分享：

你拍到了什么？什么原因使你拍到了这个而不是其他？拍到物品的心情如何？什么原因使你没有拍到？那你自己信奉的价值观是什么？此刻你最想跟大家分享的是什么？

（王经亚）

第 7 章　常见精神药物及不良反应

药物治疗是精神疾病治疗的重要组成部分，于20世纪开始有较大发展，而氯丙嗪的问世，则是精神疾病药物治疗史上重要的里程碑，并由此产生了精神药理学这门学科。

精神药理学，指研究精神药物的药效学、药动学、各种药物的临床应用（包括适应证和禁忌证）、不良反应、药物相互作用、中毒表现及解救、应用原则等的一门新兴学科。

本章主要对抗精神病药、抗抑郁药、情感稳定剂、抗焦虑药物及其不良反应进行介绍。

【抗精神病药物】

1. 概念 抗精神病药物（Antipsychotic Drugs）主要用于治疗精神分裂症、躁狂发作和其他具有精神病性症状的精神障碍。分为以氯丙嗪为代表的第一代（典型、经典）抗精神病药及以奥氮平为代表的第二代的（非典型、新型）抗精神病药。

2. 药理作用机制 脑干中四条多巴胺通路，是抗精神病药物的主要作用靶点，分为：黑质纹状体通路、中脑边缘系统通路、中脑皮质通路及结节漏斗通路。

（1）中脑边缘系统：为抗精神病的主要靶点，服用抗精神病药物将其阻断时可缓解精神分裂症的阳性症状。

（2）中脑皮质通路：服用抗精神病药物将其阻断后会增加患者的阴性症状。

（3）黑质纹状体多巴胺通路：与运动功能密切相关，服用抗精神病药物将其阻断后会出现锥体外系不良反应。

（4）结节漏斗通路：与内分泌调节密切相关，服用抗精神病药物将其阻断后会产生泌乳素分泌过高。

典型的抗精神病药物主要通过阻断多巴胺受体来对抗阳性症状，而第二代抗精神病药物除阻断多巴胺受体外，还对 5- 羟色胺系统，尤其是 5- 羟色胺 2A 受体具有明显的抑制作用。因此第二代抗精神病药物明显减低了药物所致的锥体外系反应，并对认知功能及阴性症状有了明显的治疗效果。

3. 分类　第一代抗精神病药物按照化学结构分为五类：

（1）吩噻嗪类：如氯丙嗪、奋乃静。

（2）硫杂蒽类：如氟哌噻吨。

（3）丁酰苯类：如氟哌啶醇。

（4）二苯丁哌啶类：如五氟利多。

（5）苯甲酰胺类：如舒必利。

第一代抗精神病药物可以有效地改善精神分裂症的阳性症状，如妄想、幻觉及兴奋冲动等，但因药物不良反应发生率较高（尤其是锥体外系反应），疗效具有局限性（约 30% 患者无效或效果欠佳）及对认知功能和阴性症状疗效差。因此，目前国内外主要使用的是第二代抗精神病药，即非典型抗精神病药物。而我国目前使用的第二代抗精神病药物主要包括：氯氮平、利培酮、奥氮平及喹硫平。

4. 常见不良反应及处理原则

（1）锥体外系反应（EPS）：主要与抗精神病药物作用于多巴胺受体，使得多巴胺与乙酰胆碱在体内的平衡被打破，乙酰胆碱系统亢进，表现为 EPS。

1）类帕金森症：表现为肌强直、运动不能、震颤三大症状，可通过安坦、东莨菪碱等抗胆碱能药物缓解。

2）静坐不能：可以使用普萘洛尔，也可使用安坦和东莨菪碱。该症状可能会产生如自杀等严重后果，当无法有效缓解该症状时应及时减药或换药。

3）急性肌张力障碍：主要发生在服药早期，可以服用安坦及东莨菪碱。

4）迟发性运动障碍：通常发生在长期用药后，表现为不自主、有节律的刻板动作。目前无较好的防治方法，应及时减药或换药，禁止使用一切抗胆碱能药物。

（2）高泌乳素血症：表现为女性溢乳、闭经，男性乳房发育。可给予中药及性激素治疗。必要时则更换药物。

（3）恶性综合征：指以急骤高热、意识障碍、肌强直、木僵缄默及多种自主神经功能紊乱，如心动过速、流涎、大量出汗、尿潴留等为主要临床表现的综合征。常发生在服药早期，发生率低但死亡率高。一旦发生应停用所有抗精神病药物、纠正酸碱失衡、补液、降低体温以及预防感染。

（4）粒细胞缺乏症：主要出现于长期服用氯氮平的患者。在使用氯氮平过程中，前 3 个月每周复查白细胞，后逐渐延长。一旦出现粒细胞减少，应及时减药、停药，同时使用升白胺等药物升高白细胞。

【抗抑郁药】

1. 概念　抗抑郁药物（Antidepressant Drug）指主要用于治疗抑郁症状的药物，也用于抗焦虑、抗强迫等治疗。

2. 分类及不良反应　基本所有的抗抑郁药物均是通过增加突触间隙的 NE、5- 羟色胺及单胺神经递质浓度而发挥作用的。

（1）三环类抗抑郁药（Tricyclic Antidepressants，TCAS）：对于抑郁症疗效肯定，但不良反应较为突出，包括口干、便秘、直立性低血压、心动过速、诱发癫痫等，目前在临床上使用较少。典型药物有阿米替林、多虑平、丙咪嗪和氯丙咪嗪等。

（2）单胺氧化酶抑制剂（Monoamine Oxidase Inhibitor，MAOIS）：不作为一线药物使用。典型药物：吗氯贝胺。

（3）5- 羟色胺再摄取抑制剂（5-hydroxytryptamine Reuptake Inhibitor，SSRIS）：能够选择性抑制突触前膜对 5- 羟色胺的再摄取，增加突触间隙 5- 羟色胺的浓度。不良反应少，且半衰期较长，每日仅需服用一次，目前为抗抑郁一线用药。主要包括：氟西汀、帕罗西汀、舍曲林、氟伏沙明及西酞普兰。

5- 羟色胺综合征（Serotonin Syndrome）：为精神状态改变、肌阵挛、运动失调、反射亢进、寒战等临床表现的中毒性 5- 羟色胺亢进综合征。SSRI

与单胺氧化酶抑制剂合用是导致 5- 羟色胺综合征产生最常见的原因。因此两种药物换药应间隔 2~5 周。处理原则：立即停药并对症处理。

（4）其他抗抑郁药物

1）曲唑酮（Trazodone）：为 5- 羟色胺再摄取抑制剂及 5- 羟色胺 2A 受体拮抗剂，并有轻度抑制去甲肾上腺素再摄取的作用。具有抗焦虑、抗抑郁和镇静作用。

2）文拉法辛（Venlafaxine）：为 5- 羟色胺及肾上腺素再摄取抑制剂。起效快，常见不良反应为血压升高。

3）米氮平（Mirtazapine）：为选择性肾上腺素及 5- 羟色胺拮抗剂。治疗期间不产生性功能障碍及焦虑。常见不良反应为嗜睡、食欲增加及体重增加。

【镇静催眠药物及抗焦虑药物】

1. 概念

（1）镇静催眠药物（Sedative Hypnotic）：指能够改善睡眠的药物。主要包括巴比妥类、苯二氮䓬类及非苯二氮䓬类。

（2）抗焦虑药物（Antianxiety Drug）：指可以缓解焦虑、恐惧、紧张，并稳定情绪的药物。主要包括苯二氮䓬类及非苯二氮䓬类。

2. 药理作用及分类

（1）苯二氮䓬类药物（Benzodiazepines）

1）药理作用：作用于 γ- 氨基丁酸受体超大分子复合物上的特殊位点而起作用。同时，通过 γ- 氨基丁酸的介导，改变去甲肾上腺素及 5- 羟色胺的活性。具有抗焦虑、镇静催眠、肌松和抗痉挛的作用。

2）特点：与血浆蛋白结合率高，吸收迅速。脂溶性药物，快速入脑发挥药效，主要通过尿液排出。

3）分类：长效制剂，如氯硝西泮。短效制剂，如奥沙西泮、劳拉西泮等。抗焦虑治疗时，如为持续高度焦虑，可使用劳拉西泮。发作性焦虑，可使用奥沙西泮及劳拉西泮。具体用法见相应章节。

4）不良反应

①宿醉效应，即患者服药次日出现头晕、疲乏无力及迟钝等症状，因此从事需快速灵活反应及危险工作的患者服药需谨慎。

②药物依赖，长期大量服用苯二氮䓬类药物的患者极易产生药物依赖，包括精神及躯体依赖。因此，长期服用药物的患者停药时需逐渐减药至完全停服，可减轻及避免戒断反应。

③记忆损害，服用大剂量镇静催眠药物会影响认知功能，产生遗忘症状。

（2）非苯二氮䓬类抗焦虑药物

1）丁螺环酮（Buspirone）：作用于 5- 羟色胺 1A 受体而产生抗焦虑作用。无耐药性及药物依赖，但对苯二氮䓬类药物疗效好的患者，丁螺环酮效果可能较差。抗焦虑作用起效较慢。

2）坦度螺酮（Tandospirone）：选择性作用于大脑边缘系统高密度分布的 5- 羟色胺 1A 受体，抑制 5- 羟色胺系统而发挥作用。其抗焦虑作用较为肯定。

【心境稳定剂】

1. 概念　心境稳定剂（Mood Stabilizer）：指能够治疗急性躁狂发作，同时预防反复发作的心境障碍的药物。临床常用有碳酸锂及丙戊酸钠。

2. 碳酸锂　碳酸锂（Lithium Carbonate）是躁狂发作的首选药物，同时可预防抑郁和躁狂的反复发作。药理机制不明。碳酸锂治疗量及中毒量非常接近，因此治疗过程中应严格检测血锂浓度。治疗急性躁狂时，浓度为 0.8~1.2mmol/L，维持治疗时浓度为 1.5~2.0mmol/L。

肾功能衰竭、急性心肌梗死、急性心衰、心脏传导阻滞、室性早搏、病窦综合征、重症肌无力、帕金森病、电解质水平异常、缺钠或低盐饮食、妊娠早期患者及儿童禁用。

锂盐的不良反应涉及多个系统。当锂盐中毒时，表现为反复出现的呕吐、腹泻，手部粗颤，困倦、轻度意识障碍。典型的锂盐中毒为急性器质性综合征，为不同程度的意识障碍。严重时可出现昏迷、血压下降、心律失常、肺部感染等。治疗措施为立即停药，静脉注射生理盐水、甘露醇。严重时进行血液透析。

3. 丙戊酸钠 丙戊酸钠（Sodium Valproate）以抗癫痫药应用于临床。近几年发现其在治疗情感障碍上具有一定的效果。

丙戊酸钠增加脑内 γ- 氨基丁酸浓度而起作用。对于急性躁狂疗效肯定，对于锂盐无效的患者也有治疗作用，如双相情感障碍的快速循环型。

丙戊酸钠可使转氨酶升高，因此应对服用药物的患者定期检测肝功能。

【中医处理方法】

1. 头晕 按摩百会、神庭、四神聪、合谷、三阴交、悬钟。每日两次，每次三分钟，可配合开天门、推坎宫、揉太阳穴。

悬钟：其定位在外踝尖上 3 寸，腓骨前缘。（外踝尖直上四横指）

按摩方法：以拇指或圆柱形小棒点按此穴。

2. 月经不调

（1）穴位按摩

1）关元：前正中线上，肚脐下 3 寸（四指）。

温灸：用扶阳罐每天温灸 3~5 分钟，有强肾壮阳，增加男性性功能的功效，建议长期坚持使用，效果显著。

按摩：按揉法或震颤法。震颤法是双手交叉重叠置于关元穴上，稍加压力，然后交叉手快速、小幅度地上下推动。操作可不分时间地点，随时可做。注意不可以过度用力，按揉时只要局部有酸胀感即可。

贴膏药：穴位敷贴法。可以将腰肾膏等贴在关元穴上，用于补肾虚，也可以用其他膏药敷贴。

2）子宫穴：位于下腹部，当脐中下 4 寸，前正中线旁开 3 寸。先平躺下来，舒缓身体。把双手搓热，置于下腹部（双手相叠置于小腹中间，紧压腹部，慢慢按摩腹部，以 10 次 / 分左右的频率进行，直至小腹内有热感为宜。共操作 5 分钟）。搓两侧腹股沟，把双手置于左右两侧腹股沟，从上往下斜搓，方向朝向外生殖器。以摩热为度，共操作 5 分钟。点按子宫穴。

子宫穴位于下腹部，脐下一横掌处（脐下 4 寸）正中。左右旁开四横指（旁开正中线 3 寸）的距离各有一点即是此穴。按摩方法：用双手示指、中指按压住两旁子宫穴，稍加压力，缓缓点揉，以酸胀为度，操作 5 分钟，以腹腔内有热感为最佳。在做完一轮动作后，可以轻揉整个腹部，起到舒缓的作用。

3）血海：坐在椅子上，将腿绷直，在膝盖内侧会出现一个凹陷的地方，在凹陷的上方有一块隆起的肌肉，肌肉的顶端就是血海穴。要点：两个大拇指重叠按压这个穴位，每次五分钟，每日三次。此外三阴交、气海、足三里、肝俞、肾俞、太冲、合谷等穴均可有效治疗因服用抗精神病药物引起的月经不调、闭经等问题。

（2）中药调理

可酌情选用定坤丹、逍遥丸、乌鸡白凤丸、艾附暖宫丸、八珍益母丸等中成药调理月经。月经前可用山楂红糖、红花等活血化瘀，月经后选择山药、芡实、枸杞、黄精、巴戟天等中药补益肝肾。

3. 便秘

（1）穴位按摩

1）支沟：前臂腕横纹正中直上三寸（四指），尺桡骨之间。

按摩方法：支沟穴治便秘。

按摩法 1：用一侧手拇指尖端按压另一手的支沟穴，其余四指放置在穴位对侧部位，拇指垂直用力，向下按压，然后屈伸活动被按手的腕关节，让刺激充分达到肌肉组织的深层，产生酸、麻、胀、痛、热和走窜等感觉，持续 20~30 秒后，渐渐放松，再轻揉局部，如此反复操作。左右交替进行，每次每穴按压 5~10 分钟。

按摩法 2：尝试排便前，用拇指分别按压双侧支沟穴，由轻到重，按摩指压处有酸麻胀痛感，反应灵敏者，10~15 分钟后即感肠蠕动开始加强。有便意产生，则尝试排便。如不成功，则第二天再行尝试，10 次为 1 个疗程。

便秘患者，清晨先喝杯白开水，在排便前按摩效果更好，并注意坚持体育锻炼，劳逸结合。应多食蔬菜水果，并养成定时排便的好习惯。

艾灸法：对于老人便秘和术后便秘可用灸疗，选用小艾炷灸或隔物灸，每次灸 5~7 壮，约 30 分钟。每天或隔天一次，10 次为 1 个疗程。借艾的药力与火的热力给机体以温热刺激，通过经络俞穴作用，达到防病治病的目的。

2）合谷：在手背，第 1、2 掌骨间，第二掌骨桡侧的中点处。或以一手的拇指指骨关节横纹，放在另一手拇、示指之间的指蹼缘上，拇指尖下即是此穴。

按摩方法：以按摩或搓揉合谷，也可用指尖、笔尖刺激，以有酸胀感为佳。

3）下巨虚：足三里下六寸，胫骨前缘一横指。

按摩方法：以拇指或圆形小棒点按该穴。每次三分钟，每日两次。

4）大肠俞：腰部，第四腰椎棘突下，旁开 1.5 寸。（患者俯卧，位置端正，双手触及骨盆最上方（高处）为髂嵴，双手水平横划至腰正中，该高起是第三腰椎棘突，再向下一个棘突就是第四腰椎）

按摩方法：以拇指或圆形小棒点按该穴。每次三分钟，每日两次。

5）中脘：前正中线上，胸骨下端和肚脐连接线中点即为此穴。

按摩方法：①揉中脘法：用指端或掌根在穴上揉，揉 2~5 分钟。②摩中脘法：用掌心或四指摩中脘，持续 5~10 分钟。③按中脘法：吸气停止后屏住呼吸，然后用拇指指尖按压中脘穴，心中默数 5 个数字（约 5 秒钟时间），然后呼气，放松按压的拇指。

6）天枢：人体中腹部，肚脐向左右三指宽处。

按摩方法：用两拇指指腹按压天枢穴，缓缓下压，力度由小渐大，以能承受为度。每次持续 3~5 分钟。

此外，前章所述曲池穴也可很好地缓解便秘症状。

（2）中药调理

1）白术散：取生白术适量，粉碎成极细末，每次服用白术散 10 克，每天 3 次。此法对虚性便秘疗效颇佳，一般用药 3~5 天，排便即可恢复正常，排便正常后即可停药，以后每星期服药 2~3 天，即可长期保持排便正常。

2）芍甘汤加味：取生白芍 30 克，生甘草 20 克，枳实 15 克，加水 2 碗煎成大半碗，每天 1 剂，分 2 次服用。此法特别适用于老年、久病体弱的成人便秘患者，但孕妇慎用。

3）车前子：取车前子 30 克，加水煎煮成 150 毫升，每日 3 次，饭前服，1 周为 1 个疗程。一般治疗 1~4 个疗程即可痊愈。服药期间停服其他药物。本方不仅可以治疗便秘，而且还有降血压作用，特别适用高血压兼便秘患者。另外，以车前子为主治疗糖尿病便秘患者，均有明显的近期、远期疗效。

4）昆布：昆布 60 克，温水浸泡几分钟，加水煮熟后，取出昆布待适宜温度，拌入少许姜、葱末，加盐、醋、酱油适量，1 次吃完，每天 1 次。

5）生甘草：取生甘草 2 克，用 15~20 毫升开水冲泡服用，每日 1 剂。本法专治婴幼儿便秘，效果满意，一般用药 7~15 天即可防止复发。

6）桑葚子：取桑葚子 50 克，加水 500 毫升，煎煮成 250 毫升，加适量冰糖，以上为 1 日量，1 日服 1 次，5 天为 1 个疗程。

（任夏瑾）

第 8 章　器质性精神障碍

【概述】

器质性精神障碍（Oganic Mental Disorder）是指基于可证实的大脑疾病、脑损伤或其他损害为病因而归于一组的精神障碍。其精神紊乱可以是原发性的，如直接而且选择性地影响大脑的疾病、损伤和损害。也可以是继发性的，如某些全身性疾病和障碍，大脑只是多个受损害的器官或系统之一，如脑炎、脑寄生虫病、脑损伤、脑血管病、脑肿瘤、脑变性等，以及脑外各种躯体疾病（如全身性感染，中毒、心、肺、肝、肾功能不全，内分泌障碍，营养、代谢障碍，结缔组织病等）引起脑功能失调而出现的精神障碍。

1. 脑结构损害所致的精神障碍又称为脑器质性精神障碍。

脑外躯体疾病导致的精神障碍又称为症状性精神障碍。

2. 分类

（1）脑部器质性疾病或损伤引起的精神障碍。

（2）与颅脑以外的各种躯体疾病有关的精神障碍。

（3）与外源性物质中毒、成瘾或成瘾之后戒断有关的精神障碍。

3. 影响精神症状的因素

（1）病变发展的速度、损害部位、广泛程度：急性、广泛损害常引起谵妄；慢性、广泛损害常引起痴呆；前额叶病变常引起人格改变；边缘系统损害常引起情绪障碍；海马、乳头体或丘脑背内侧核损害常引起记忆障碍。

（2）年龄：儿童大脑髓鞘发育不完全，病理影响易泛化；老年人大脑已有退化，易出现痴呆、谵妄。

（3）病前素质、人格特征：病前躯体状态较差者，加上新的病变，易出现谵妄等器质性综合征；病前焦虑、抑郁人格，易出现焦虑、抑郁；偏执人格，易出现妄想。

器质性精神障碍的诊断包括两个主要步骤，首先应判明精神障碍是否为器质性，然后进一步查明其病因。凡精神障碍首次发生在 45 岁以后，有明显意识障碍、记忆缺损或进行性智能减退者均应首先考虑器质性病变存在。应仔细追问病史，做系统而细致的体格检查，包括神经系统检查。凡发现有脑器质性症状和体征，或有躯体疾病足以引起脑功能障碍者，均提示有器质性精神障碍的可能。进一步检查包括常规实验室检查，与可疑病因有关的特殊检查，如脑电图、超声脑扫描、颅骨 X 射线摄影、计算机断层脑扫描、头部磁共振等。智力测验和神经心理测验对确定痴呆程度、揭示神经心理损害的性质和程度均有帮助。

第1节　痴　呆

【概述】

痴呆（Dementia）是一种以因脑部伤害或疾病所导致的渐进性退化性获得性认知功能损害为核心，且此退化的幅度远高于正常老化的进展，并导致患者正常生活能力、学习能力、工作能力和社会交往能力明显减退的综合征。患者的认知功能损害涉及记忆、学习、定向、理解、判断、计算、语言、视空间功能、分析及解决问题等能力，在病程某一阶段常伴有精神、行为和人格异常。在美国精神病学会《精神疾病诊断与统计手册》第 5 版（DSM- Ⅴ）及 ICD-10 中痴呆被描述为"神经认知障碍"。痴呆的诊断需根据病史询问及神经心理检查证实。

【病因】

痴呆的病因分类：

1. 包括神经变性性、血管性、感染性、正常颅压脑积水、脑肿瘤、外伤、脱髓鞘病等。

2. 包括系统性疾病导致的（如甲状腺功能低下、维生素缺乏等）和中毒性（如酒精中毒、药物慢性中毒等）导致的。

3. 包括艾滋病（艾滋病痴呆综合征）、梅毒、肝豆状核变性等。

【问诊策略】

1. 医生应采取尊重、平等、耐心、亲切的态度倾听患者的不适主诉。

2. 详细询问患者是否存在器质性疾病或持续的躯体不适症状。

3. 询问患者是否存在近记忆缺损的临床表现（患者记不住定好的约会或任务，记不清近期发生过的事件。但患者对此有自知之明，并力求掩饰与弥补，往往采取一系列的辅助措施，如不厌其详地书面记录或一反常态地托人提醒等）。

4. 询问患者是否存在学习新知识、掌握新技能的能力下降（遇到不熟悉的作业时容易感到疲乏、沮丧与激怒。其抽象思维、概括、综合分析和判断能力进行性减退）。

5. 询问患者是否存在定向力障碍（记忆和判断的受损可出现，患者丧失时间、地点、人物甚至自身的辨认能力。故常昼夜不分，不识归途或无目的漫游）。

6. 询问患者是否存在精神病性症状（这类妄想为时短暂、变化多端、不成系统，其内容通常是被盗、损失、疑病、被害或对配偶的嫉妒妄想）。

7. 询问患者是否存在情绪方面问题（是否可引出明显的低落、烦躁情绪。早期呈现情绪不稳，在疾病演进中逐渐变为淡漠及迟钝，有时情感失去控制能力，变得浮浅而多变，表现焦虑不安，抑郁消极，或无动于衷，或勃然大怒，易哭易笑，不能自制。高级情感活动，如羞耻感、道德感、责任感和光荣感受累最早）。

8. 询问患者是否存在人格障碍（有时可在疾病早期出现，患者变得缺乏活力，容易疲劳，对工作失去热情，对往常爱好的活动失去了兴趣，对人对事都显得漫不经心。有时会开一些不合时宜的拙劣玩笑，对衣着及仪容也不如以前那样注意，变得不爱整洁，不修边幅。有时会发生对年幼儿童的猥亵行为或暴露阴部等违反社会道德准则的行为。有人变得多疑、固执与斤斤计较）。

9. 询问患者是否存在日常生活不能自理，饮食起居需人照顾，大小便失禁等（智能全面衰退至后期出现严重痴呆时）。

【诊断要点】

主要分三个步骤：

1. 确立痴呆诊断

对于既往智能正常，之后出现获得性认知功能下降（记忆、执行、语言或视空间能力损害）或精神行为异常，影响工作能力或日常生活，且无法用谵妄或其他精神疾病来解释的患者，可拟诊为痴呆。

认知功能或精神行为损害可通过病史采集或神经心理评估客观证实，且至少具备以下 5 项中的 2 项：

（1）记忆及学习能力受损。

（2）推理、判断及处理复杂任务等执行功能受损。

（3）视空间能力受损。

（4）语言功能受损（听、说、读、写）。

（5）人格、行为或举止改变。

2. 明确痴呆病因

引起痴呆的病因很多，不同病因，治疗效果和预后不同。诊断痴呆后，要结合患者认知障碍起病形式、各认知域和精神行为损害的先后顺序及特征、病程发展特点以及既往史和体格检查提供的线索，对痴呆的病因做出初步判断，然后选择合适的辅助检查，最终确定痴呆综合征的可能病因，尤其注意识别可治性、可逆性痴呆。

神经变性性痴呆多隐匿起病，呈慢性进展性病程。非神经变性性痴呆多急性起病，呈快速进展性病程。神经变性性痴呆若单纯表现为认知或行为异常，则考虑患者是否为阿尔茨海默病（AD）、额颞叶变性（FTLD）、路易体痴呆（DLB）等。痴呆叠加其他症状，如合并锥体外系症状则考虑是否为帕金森病性痴呆（PDD）、DLB、进行性核上性麻痹、皮质基底节变性等，合并运动神经元病症状则需排除额颞叶痴呆合并肌萎缩侧索硬化（FTD-ALS）。

非神经变性性痴呆中，血管性痴呆（VaD）占较大比例。其他引起急性、快速进展性痴呆病因众多，如感染性、代谢性、中毒性、自身免疫性、肿瘤、外伤等，其中以 Creutzfeldt-Jakob 病、桥本脑病、Wernicke 脑病、边缘叶脑炎等较多见。根据上述痴呆诊断步骤，可确定大多数痴呆患者的病因。

3. 判定痴呆严重程度　根据临床表现、日常生活能力受损情况或认知评估等确定痴呆的严重程度。临床一般常用日常生活能力量表（ADL）、临床痴呆评定量表（CDR）或总体衰退量表（GDS）做出严重程度的诊断。

日常生活能力减退是痴呆的核心症状，对于不能完成神经心理评估者，可根据以下标准判断痴呆的严重程度：

（1）轻度：主要影响近记忆力，但患者仍能独立生活。

（2）中度：较严重的记忆障碍，影响到患者的独立生活能力，可伴有括约肌障碍。

（3）重度：严重的智能损害，不能自理，完全依赖他人照顾，有明显的括约肌障碍。

【诊断标准 ICD-10】

1. 诊断标准（按 ICD-10 分类）

（1）痴呆的证据及严重程度：

1）学习新东西发生障碍，严重者对以往的事情回忆有障碍，损害的内容可以是词语或非词语部分。不仅要根据患者的主诉，还要通过客观情况作出上述障碍的评价。并根据下列标准分为轻、中和重度损害：①轻度：记忆障碍涉及日常生活，但仍能独立生活，主要影响近期记忆，远期记忆受或不受影响。②中度：较严重的记忆障碍，已影响到患者的独立生活，可伴有括约肌功能障碍。③重度：严重的记忆障碍，完全需他人照顾，有明显的括约肌功能障碍。

2）通过病史及神经心理检查证实智能减退，思维和判断受影响的程度：①轻度：智能障碍影响到患者的日常生活，但患者仍能独立生活，完成复杂任务有明显障碍。②中度：智能障碍影响到患者的独立日常生活，需他人照顾，对任何事物完全缺乏兴趣。③重度：完全依赖他人照顾。

（2）出现上述功能障碍过程中，不伴意识障碍，且不发生谵妄。

（3）可伴有情感、社会行为和主动性障碍。

（4）临床诊断出现记忆和（或）智能障碍持续 6 个月以上。出现下列皮层损害的体征更支持诊断，如失语、失认、失用。影像学出现相应的改变，包括 CT、MRI、SPECT 和 PET 等。

2. 各类痴呆的诊断标准（按 ICD-10 分类）

（1）阿尔茨海默病（AD）诊断标准（ICD-10）推荐

1）临床 AD 诊断可依据 1984 年 NINCDS-ADRDA 或 2011 版 NIA-AA 提出的 AD 诊断标准进行诊断。

2）有条件进行 AD 分子影像检查和脑脊液检测时，可依据 2011 版 NIA-AA 或 2014 版 IWG-2 诊断标准进行诊断。

3）应提高对不典型 AD 的诊断意识。

（2）血管性痴呆（VaD）诊断标准，推荐：按照中国 2011 年血管性认知障碍的诊断标准或 2014 年 Vas-Cog 发布的 VaD 或血管性认知障碍的诊断标准进行诊断。

（3）额颞叶变性诊断标准（ICD-10）推荐

1）有必要对 FTLD 进行临床分型，包括行为变异型额颞叶痴呆、语义性痴呆和进行性非流利性失语，有条件的医院可以进行 FTLD 神经病理分型。

2）有条件的医院对 FTLD 相关基因变异进行检测，为诊断及干预提供有价值的参考信息。

3）推荐行为变异型额颞叶痴呆（bvFTD）的诊断使用 2011 年 Rascovsky 等修订的诊断标准。

4）推荐临床使用 2011 年 Gorno-Tempini 等对进行性非流利性失语和语义性痴呆制定的分类诊断标准。

（4）路易体痴呆诊断标准（ICD-10）推荐：推荐使用 2005 年修订版本的 DLB 临床诊断标准（ICD-10）诊断 DLB。

（5）帕金森病痴呆诊断标准（ICD-10）推荐：PDD 诊断推荐使用 2007 年运动障碍协会 PDD 诊断标准或 2011 年中国 PDD 诊断指南标准。

（6）其他痴呆诊断标准（ICD-10）推荐

1）推荐使用 Relkin 等提出的国际特发性正常颅内压脑积水（iNPH）诊断标准。

2）对于 HIV 感染患者，怀疑 HIV 相关认知损害时，推荐使用 2007 年美国神经病学分会 HIV 相关认知损害诊断标准。

3）推荐使用 Reilmann 等提出的 Huntington 病诊断标准。推荐使用国家疾控中心标准进行克雅病临床诊断。

4）慢性创伤性脑病诊断推荐使用 Jordan 的标准。

【治疗原则与方案】

1. 治疗原则　随着痴呆发病率的逐年增高，痴呆的治疗受到极大关注。痴呆治疗方法多样，包括药物治疗、免疫治疗、基因治疗及神经心理治疗等方法，其中药物治疗仍是现今痴呆治疗的主要方法。近年来针对痴呆的治疗药物除能改善认知功能外，更加重视对痴呆患者全面生活质量管理，以最大限度地延缓痴呆的进程。

2. 治疗方法

（1）必须与患者或知情人充分地讨论治疗益处及其可能出现的不良反应。

（2）明确诊断为轻、中度 AD 患者可以选用胆碱酯酶抑制剂（多奈哌齐、卡巴拉汀、加兰他敏）治疗。

（3）胆碱酯酶抑制剂（多奈哌齐）可用于治疗轻、中度 VaD 患者。

（4）胆碱酯酶抑制剂可用于路易体痴呆和帕金森病痴呆的治疗。

（5）明确诊断为中 - 重度 AD、VaD 患者可以选用美金刚或美金刚与多奈哌齐、卡巴拉汀联合治疗。应用某一胆碱酯酶抑制剂治疗无效或因不良反应不能耐受时，可根据患者病情及出现不良反应程度，选择停药或调换其他胆碱酯酶抑制剂进行治疗，治疗过程中严密观察患者可能出现的不良反应。

（6）银杏叶制剂或鼠尾草提取物可能对治疗 AD 有效，尚待进一步验证。

（7）轻、中度 AD 患者可以选用尼麦角林、尼莫地平、吡拉西坦或奥拉西坦、维生素 E 等作为胆碱酯酶抑制剂、兴奋性氨基酸受体拮抗剂的协同治疗药物。

（8）痴呆精神行为症状治疗药物：在使用促认知药物后，精神行为症状无改善时可酌情使用抗精神药物。使用药物前应与知情人商讨抗精神药物作用及可能出现的不良反应，并权衡用药的利弊，谨慎调整剂量。抗精神病药物使用应遵循低起始剂量、缓慢增量，直至症状改善。

（9）个性化护理可让痴呆患者不同程度的受益，但须制定完备的痴呆患者护理方案，需在痴呆患者护理原则指导下对患者进行充分的护理评估。

【中医处理方法】

1. 治疗痴呆中药为银杏叶提取物和鼠尾草提取物。关于银杏叶对 AD 防治效果尚存争议，大部分研究均报道银杏叶对 AD 有轻微治疗作用，可改善患者出现的神经精神症状，延缓痴呆进展。

2. 中医中药、辨证论治：

（1）髓海不足，方药：七福饮。

（2）脾肾两虚，方药：还少丹；滋养肝肾法，补肾益脑汤；健脾养心、归脾汤合养心汤加减；补脾益肾，还少丹、归脾汤加减。补肾活血化痰，脑力康（熟地、黄精、丹参、远志等 10 味中药）。补肾填精益髓法，二仙汤加味治疗老年性痴呆初期患者。

（3）痰浊蒙窍，方药：洗心汤。

（4）瘀血内阻，方药：通窍活血汤。

（5）阳虚明显者，以金匮肾气丸加减。

（6）清火降浊，清开灵注射液。

（7）醒脑康冲剂（含丹参、川芎、当归等）；洗心丹加丹参、赤芍。

【病例分析】

1. 病例介绍：患者，男，65 岁。以"记忆力下降、感觉被伤害、被跟踪

1 年"入院。病程经过：2016 年，冬季患者在家附近自行外出散步找不到回家的路，感觉总有"出狱后的犯人"跟踪自己，持续 2~3 天后被跟踪感消失。2017 年 3 月 15 日患者无明显诱因出现动作缓慢、起床迈步转身费力，呈弯腰驼背姿势。患者偶尔感觉有人要害自己而大喊，伴明显睡眠质量差，时间 2~3 小时 / 日，后渐出现偶尔不认识家人，经常出现裸着身子在家里默默地待着，不笑不语、问话不答，后间断出现上述情况。患者偶能凭空视物、间断感觉 3~4 人通过一定手段要害自己，认为自己的老婆对自己不好，有人能通过各种手段控制自己、影响自己，偶烦躁不安、闷闷不乐。常常能凭空看到床上有很多虫子，在床上反复翻找，无法入睡。患者自发病以来，精神、食欲差，睡眠差，小便正常，大便干燥，偶有冲动打人毁物行为。既往 2015 年诊断高血压病，口服药物血压控制尚可。

2. 分析：入院完善血、尿、便常规及血生化检查、心电图、胸片未见明显异常。脑电图：中度异常（慢波活动增多）。头颅磁共振成像（MRI）平扫＋增强：①双侧额顶叶数个腔隙状缺血灶。②动脉硬化脑白质改变。完善心理量表简易精神状态检查量表（MMSE）：12 分；蒙特利尔认知评估量表（MoCA）：6 分。本例患者具有 2005 年 DLB 临床诊断标准 ICD-10 的三组核心表现，以及支持性表现中的三项（头颅 MRI 提示颞叶内侧结构相对保留，功能神经影像枕叶视皮质功能减低，EEG 慢波明显）。该患者最突出的特点是：①患病早期即出现精神症状，未予重视。②视幻觉突出表现为形象生动的动物与人，并发生在帕金森症状出现后的第 3 个月，这是 DLB 的特征性表现。③该患者在表现为运动迟缓、对称性轴性肌张力增高、静止性震颤较轻，上述症状在短期内迅速发展，导致患者语言、行走、站立能力严重受累。因此诊断：①路易体痴呆；②器质性精神障碍；③高血压 1 级中危组。入院后给予小剂量抗精神病性药物治疗、降压治疗、改善认知药物治疗等逐渐加量，适时认知行为治疗、家庭治疗。出院时，患者口服奥氮平片 5 毫克 / 日、多奈哌齐片 5 毫克 / 晚、美金刚片 15 毫克 / 日、苁蓉总苷胶囊 6 粒 / 日，降压药苯磺酸左旋氨氯地平 5 毫克 / 日。出院时患者血压平稳意识清晰，时间、地点、人物及自我定向力不完整，认知功能较前恢复，仍有波动，衣着尚整洁，接触被动，表情尚自然，谈话时注意力尚集中。交流尚可、白天尚对答切题，语量少，语速慢，语调低。未引出被害妄想，偶有幻视，偶看到虫子在身上觉全身发痒，步态及行动亦较前好转，行走时左脚仍有拖曳步态，情绪尚可，意志恢复。入睡尚可，睡眠可，食欲正常，小便正常，大便正常。出院后患者院外继续规律口服用药，半月后口服奥氮平片 5 毫克 / 日，多奈哌齐片 10 毫克 / 晚，美金刚片 20 毫克 / 日，苁蓉总苷胶囊 6 粒 / 日，患者情绪稳定、定向力完整，未引出幻视、妄想等，能做适量家务。1 个月后门诊复诊，奥氮平逐渐减量至停药、其他药物同前，患者病情好转且平稳。嘱患者定期神经内科门诊精神科门诊、复诊。

3. 医生的忠告：由于许多痴呆患者的发生过程较为隐匿，且早期容易被误认为是常见于老年人的健忘、孤僻和情绪变化，常被患者本人和家属所忽视。由此给患者及其家属的第 1 个忠告：要有痴呆的疾病意识。一旦发现蛛丝马迹，应及时向医生求助。第 2 个忠告是：任何类型的痴呆都需要进行全面的病因检查之后，才能进行有针对性的治疗。而这些检查当然需要花费一定的费用，但对于明确是否为痴呆，判断痴呆的严重程度以及明确痴呆的病因都是必须的，不可或缺的。第 3 个忠告是：患者及其家人对治疗效果的预期值不能定位太高，病情没有加重，或者加重的速度比以前慢，都表示医生的治疗方法是有效的。当然，不是所有的痴呆都不能逆转。即使是治疗难度极大的阿尔茨海默病型痴呆，部分患者也完全有可能在某一个时间段出现逆转。第 4 个忠告是：随访是必须的，治疗是漫长的，持久战是难免的，心理准备务必要充分。第 5 个忠告是：痴呆的治疗不能单纯依靠医生，还需要家庭、社会的共同关爱和长期支持。

简而言之，要有痴呆的疾病意识，早发现、早诊治，找出病因，对症治疗，即：一接受，二理解，三药物。痴呆的治疗是一项需要医生、患者、家庭和社会都积极参与的持久战！

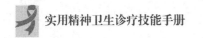

第2节 谵妄状态

【概述】

谵妄（Delirium）是指一组综合征，又称为急性脑综合征，急性认知功能改变，表现为随时间波动的意识改变和注意力不集中：意识障碍、行为无章法、没有目的、注意力无法集中，患者的认知功能下降，觉醒度改变，感知觉异常，日夜颠倒。谵妄并不是一种疾病，而是由多种原因导致的临床综合征。可发生于任何年龄，但以60岁以上多见。谵妄状态是短暂的，严重程度有波动。多数患者在4周或更短的时间内恢复，但持续达6个月的波动性谵妄也不少见。

通常急性或亚急性起病，症状日夜变化大，通常持续数小时或数天，典型的谵妄通常10~12天可基本恢复，但如果引起谵妄的易感因素与促发因素没有改变，也可达30天以上或转为慢性谵妄。有些患者在发病前可表现有前驱症状，如坐立不安、焦虑、激越行为、注意力涣散和睡眠障碍等。前驱期持续1~3天。其转归与患者的基础疾病、平时健康状况等相关。不少患者在短期内（如一周内）会恢复正常，通常对病中情况不能完全回忆。

【病因】

谵妄的发病机制仍不明了，目前有胆碱能学说、应激反应学说和炎性反应学说等假说，有待于进一步研究。

1. 易感因素

（1）老年：高龄是谵妄易感因素。65岁以上患者谵妄发生率明显升高，并且随着年龄的增加而升高。

（2）基础疾病

1）认知功能储备减少：术前存在认知功能改变（如痴呆、认知功能损害、抑郁等）的患者易于发生术后谵妄。术前对认知功能状况进行筛查有助于发现术后谵妄的高危患者。

2）生理储备功能降低：存在自主活动受限、活动耐量降低或存在视觉、听觉损害的老年患者，易发生谵妄。

3）摄入不足：严重营养不良、维生素缺乏和脱水等与谵妄的发生有关。

4）合并疾病：病情严重往往意味着多个器官系统受累或存在代谢紊乱（如酸碱失衡、电解质紊乱、高血糖等），均可导致谵妄风险增加。

（3）药物：术前应用影响精神活动的药物以及酗酒、吸烟等均可增加术后谵妄风险。术前应用药物品种过多，预示发生术后谵妄的风险增加。

（4）遗传因素：ApoE8-4等位基因可使术后谵妄的发生率升高。其他与谵妄相关遗传因素仍在研究中。

2. 促发因素

（1）药物：苯二氮䓬类药物（如劳拉西泮、地西泮、咪达唑仑等）可增加谵妄发生的风险。抗胆碱能药物（如格隆溴铵、阿托品、东莨菪碱、戊乙奎醚等）可引起谵妄和认知功能损害，老年患者尤其敏感，可能与其通过血脑屏障阻断中枢 M 受体有关。常用抗胆碱能药物的血脑屏障通过率：格隆溴铵＜阿托品＜东莨菪碱＜戊乙奎醚。因此，围术期使用抗胆碱能药物时应尽可能选择透过血脑屏障少的药物，如格隆溴铵和阿托品。

（2）手术种类：术后谵妄在高危手术后较多见，而小手术后发生率较低。

（3）病房环境：与医院病房的特殊环境（灯光／无陪侍／陌生环境不适应）可能有关。

（4）术后并发症：术后并发症会增加谵妄发生的风险，并发症的数量越多，发生谵妄的风险越大。

【问诊策略】

1. 询问是否有谵妄的特征：①起病急。②病程波动：症状常在24小时内出现、消失或加重、减轻，常有中间清醒期。

2. 观察患者是否存在意识障碍（神志恍惚，注意力不能集中，以及对周围环境与事物的觉察清晰度降低等）。是否有明显的昼夜节律变化，表现为昼轻夜重。

3. 询问患者有无时间 / 地点 / 人物定向障碍（问患者这是何时何地何人陪护）。

4. 询问患者是否存在记忆障碍（以即刻记忆和近记忆障碍最明显，患者尤其对新近事件难以识记）。

5. 询问患者或家属是否存在睡眠 - 觉醒周期不规律（可表现为白天嗜睡而晚上活跃）。

6. 询问患者或家属是否有感知障碍，包括感觉过敏、错觉和幻觉（有无对声光特别敏感，有无视错觉和视幻觉，片段妄想、冲动行为）。

7. 询问患者或家属有无情绪紊乱（包括恐怖、焦虑、抑郁、愤怒甚至欣快等）。

【诊断要点】

谵妄，是一种病因非特异的综合征，是同时有意识、注意力、知觉、思维、记忆、精神运动行为、情绪和睡眠 - 觉醒周期的功能紊乱。

1. 意识障碍　患者可表现出不同程度的意识障碍。多数患者的意识障碍有昼轻夜重的节律变化。有时间和地点定向障碍，严重者可出现人物定向障碍。

2. 记忆障碍　以即刻记忆和近记忆障碍最明显，尤其对新近事件难以识记。好转后患者对谵妄时的表现或发生的事大多遗忘。

3. 感知觉障碍　包括感觉过敏、错觉和幻觉。患者对声光刺激特别敏感。错觉和幻觉则以视幻觉和视错觉较常见，常有恐怖性和场面性。

4. 思维障碍　表现为思维不连贯，可因错觉和幻觉产生继发性的片段妄想。

5. 情绪障碍　情绪波动常见焦虑不安、抑郁、恐惧、愤怒或淡漠等。

6. 行为障碍　可表现为精神运动性抑制和不协调的精神运动性兴奋，行为冲动无目的性，或表现为不自主运动。睡眠 - 觉醒周期不规律，可表现为白天嗜睡而晚上兴奋。

7. 定向力障碍　临床表现为时间定向、地点定向与人物定向障碍。常将不熟悉的事物误认为熟悉的事物，如将病房说成是自己的家。

【诊断标准 】

往往迅速起病，病情每日波动，总病程不超过 6 个月。上述临床表现的特征十分明显以至于病因尚未完全搞清就能明确谵妄的诊断。为明确诊断，应或轻或重地存在下列每一方面的症状：

（1）意识和注意损害（从混浊到昏迷；注意的指向、集中、持续和转移能力均降低）。

（2）认知功能全面紊乱（知觉歪曲、错觉和幻觉——多为幻视；抽象思维和理解能力损害，可伴有短暂的妄想；但典型者往往伴有某种程度的言语不连贯；即刻回忆和近记忆受损，但远记忆相对完好，时间定向障碍，较严重的患者还可出现地点和人物的定向障碍）。

（3）精神运动紊乱（活动减少或过多，并且不可预测地从一个极端转变成另一个极端；反应的时间增加，语流加速或减慢，惊跳反应增强）。

（4）睡眠 - 觉醒周期紊乱（失眠，严重者完全不眠，或睡眠 - 觉醒周期颠倒，昼间困倦；夜间症状加重；噩梦或梦魇，其内容可作为幻觉持续至觉醒后）。

（5）情绪紊乱，如抑郁、焦虑、恐惧、易激惹、欣快、淡漠或惊奇困惑。

【治疗原则与方案 】

1. 治疗原则

谵妄治疗的目标是快速缓解临床症状和争取最好的预后。对于谵妄的治疗主要包括病因治疗、支持治疗和对症治疗。

（1）病因治疗：是指针对原发脑部器质性疾病或躯体疾病的治疗，这是最重要的治疗环节，但由于病因往往难以明确或不容易解决，病因治疗即变得困难。

（2）支持治疗：一般包括维持水电解质平衡，适当补充营养。在整个患者精神状态改变期间，建议适当的环境控制以给患者充分的支持。应当给予患者强烈的白天或黑夜的线索提示。在白天，应当保持灯亮着，并营造一个活动的环境；在晚上，灯光应暗淡一些，居室应安静柔和。

（3）对症治疗，包括非药物与药物治疗方法，通常首先考虑非药物治疗。治疗的重要一步是确定和管理患者谵妄的促发因素，如疼痛、睡觉剥夺或睡眠节律破坏、营养不良、感官障碍或感染等。

2. 治疗方案

（1）非药物治疗：

1）检查患者当前用药情况，筛选可能导致谵妄症状发作的药物，停止使用或给予替代药物。

2）给予患者支持、对症处理，全身情况好转的情况下，谵妄可自愈。

3）谵妄治疗需要改变环境和行为支持，不直接对症处理妄想或幻觉便使患者恢复可能更有益。

4）回到相对熟悉的环境，由熟悉的护理人员或家庭成员护理是最好的选择。

5）其他非药物治疗包括音乐治疗、按摩等。

6）对有危险行为的患者可适当给予行动限制或使用约束带，防止其危及自身或医护人员安全。但注意定期评估患者的认知功能，尽早解除约束，同时与患者家属交流限制患者行动的必要性。

（2）药物治疗：是指针对患者的精神症状给予精神药物治疗。必要时给予药物治疗以控制危险的躁动、运动过多或不适宜的行为。为避免药物加重意识障碍，应尽量给予小剂量的短期治疗。

抗精神病药物如氟哌啶醇（肌内注射），因其嗜睡、低血压等不良反应较轻，可首先考虑。其他新型抗精神病药物，如利培酮及其口服液、奥氮平口崩片、喹硫平也可以考虑使用。

但所有的镇静类药物包括苯二氮䓬类药物，都应慎用。因为这类药物会加重意识障碍，甚至是抑制呼吸，并加重认知损害。一般不应使用苯二氮䓬类药物治疗谵妄，但对酒精戒断或苯二氮䓬类药物戒断患者出现的谵妄宜选用苯二氮䓬类药物。建议与患者及家人充分沟通，在告知药物风险的情况下使用。

【中医处理方法】

1. 可选用柴胡桂枝汤（芍药加量），有改善海马、锥体细胞的缺血作用。

2. 桂枝茯苓丸有改善脑血液循环，当归芍药散有保护神经的作用，醒脑静有活血促醒作用。

3. 清神汤或平补镇心丹也有一定疗效。

第 3 节　癫痫所致精神障碍

【概述】

癫痫所致精神障碍（Epilepsy Induced Mental Disorders）是癫痫患者出现精神障碍的统称，又称癫痫性精神障碍。精神活动异常可发生在癫痫发作前、发作时、发作后或发作间歇期，有的患者可表现为持续性精神障碍，症状表现各异。我国癫痫患者终身患病率 4‰~7‰，30% 的癫痫患者可能患有各种精神障碍。癫痫所致精神障碍是我国纳入网络管理的六种严重精神障碍之一。

【病因】

1. 脑结构改变　癫痫患者大脑的器质性或者结构性改变可以是造成癫痫的病因，也可以是癫痫性精神障碍的病因。

2. 异常放电　癫痫发作时，大脑一定时间内缺血缺氧，某些部位异常放电引起大脑神经元兴奋性增高，影响精神行为，导致精神障碍。

3. 社会心理因素　患者有病耻感。

【问诊策略】

1. 医生应采取尊重、平等、耐心、亲切的态度倾听患者的主诉。

2. 详细询问患者是否存在癫痫及类似癫痫发作的疾病史。

3. 确定患者是否有思维、情感、意志、行为等方面的异常。

4. 确定该患者的异常表现与癫痫发作之间有无联系。

5. 确定患者是否有明显的性格改变。

6. 确定患者是否有智能的减退。

【诊断要点】

1. 发作前精神障碍常表现为紧张、烦躁、易激惹、感到压抑、抱怨他人。

2. 发作时精神障碍可有多种表现，如幻视、幻味、幻嗅、腹气或胸气上升、似曾相识感、环境失真感、强迫思维、发作性恐惧或愤怒、无目的的咀嚼、解系纽扣或机械重复一些活动。

3. 发作后精神障碍常表现为意识模糊、定向障碍、反应迟钝、生动幻觉及各种自动症。

4. 多年的癫痫患者可在意识清晰情况下出现联想障碍、强制性思维、被害妄想、幻听等症状。

5. 部分长期发作的癫痫患者可出现固执、以自我为中心，思维黏滞、纠缠，病理性赘述、好斗、情感爆发，自伤、伤人等人格改变；6.90% 的患者有脑电图异常。

【诊断标准】

该疾病在《ICD-10》中统一编码为 F06：脑损害和功能紊乱以及躯体疾病所致的其他精神障碍。

《CCMD-3》诊断标准：

症状标准：（1）符合器质性精神障碍的诊断标准；（2）有原发性癫痫的证据；（3）精神障碍的发生及其病程与癫痫相关。

严重标准：社会功能受损。

病程标准：分发作性和持续性两类病程。前者有突然性、短暂性及反复发作的特点；后者（如分裂症样障碍、人格改变，或智能损害等）为迁延性病程。

排除标准：（1）排除感染或中毒所致精神障碍，需注意它们可产生麻痹性癫痫；（2）排除癔症、睡行症、精神分裂症、情感性精神障碍。

【鉴别诊断】

1. 癔症　患者可出现痉挛发作及精神症状的发作,但发作多有心理诱因,发作时意识清楚,症状多样化,富有表演性,对光反射、角膜反射存在,无摔伤、尿失禁、舌咬伤等,持续时间达数小时,心理暗示有效,脑电图正常;而癫痫所致精神障碍患者的发作与此不同。

2. 精神分裂症　癫痫木僵状态的临床表现有时与精神分裂症紧张型相似,但前者发作的时间相对较短,发作时有意识障碍及发作后有遗忘等特点,而精神分裂症紧张型与此相反。癫痫发作史、性格改变及脑电图的异常也均有助于鉴别。

3. 感染性及中毒性精神障碍　癫痫性谵妄需与感染或中毒性谵妄状态鉴别。前者有明确的癫痫发作史,有脑电图的异常,症状呈发作性,持续时间较短,发作前无感染中毒史,而后者的症状是继发于感染或中毒之后。

【治疗原则与方案】

1. 治疗原则　首先调整抗癫痫药物的种类和剂量,有效控制癫痫的发作。其次选择对癫痫发作阈值影响较小及与抗癫痫药物相互作用较小的抗精神病药物。

2. 治疗方案

（1）抗癫痫药物治疗:对具有焦虑症状或躁狂症状的患者可选用丙戊酸盐、加巴喷丁或苯二氮䓬类药物控制癫痫。对有抑郁症状的患者可选用拉莫三嗪或卡马西平等药物抗癫痫。

（2）抗精神病药物治疗:可选用不诱发癫痫的氟哌啶醇或利培酮治疗,如口服利培酮片 1~2 毫克 / 日。需较强镇静时口服氟哌啶醇片 2 毫克 / 次,2 次 / 日或肌内注射氟哌啶醇注射液 2.5 毫克 / 次,2 次 / 日,每日最大量不宜超过 10 毫克 / 日。

（3）抗抑郁药物治疗:对需要改善焦虑抑郁的患者,可选用对癫痫阈值影响较小的药物治疗,如文拉法辛 75~150 毫克 / 日或舍曲林 50~200 毫克 / 日。

（4）心理治疗:常用认知行为治疗及支持性心理治疗,帮助患者克服自卑，鼓励其参与学习、工作，恢复其社会功能。

（5）外科手术治疗：部分难治性癫痫可考虑外科手术。但此类患者必须有准确的病灶定位，操作难度较大，手术风险大，术后疗效尤其是远期疗效不确定，故尚未得到大范围推广。

【病例分析】

1. 病例介绍　张某某，男，19岁。因"癫痫病史12余年，言行不得体约1个月"入院。患者自7岁起出现癫痫发作，发作时突然倒地，口吐白沫，四肢抽搐，持续1~2分钟可缓解，几乎每个月都要发作2~3次，曾于省内外大医院多处就诊，诊断为"癫痫"，服用过托吡酯、拉莫三嗪、左乙拉西坦等药物，发作次数减少，但几乎每年仍有发作。入院前予抗癫痫药物奥卡西平片1.5毫克/日，癫痫控制不理想，每周发作3~5次。入院前1个月出现精神症状，表现为情绪不稳，时哭时笑，自言自语，无故打骂家人，说一些"我要升天了"之类的话，每次癫痫发作后精神症状尤其明显。患者自发病以来饮食、睡眠差，有打骂家人、打砸东西等行为。入院脑电图检查为尖慢波。患者平素性格内向要强，学习用功，但因多次发病，学习成绩一般，高中毕业后休息在家。为家中独子，父母为教师，母亲性格急躁，患者发病时时常流泪，导致患者压力大。

2. 病情分析　患者有明确的癫痫病史，癫痫控制不理想，常年患病心理压力大，出现精神症状后应考虑诊断癫痫所致精神障碍。给予抗癫痫药物奥卡西平片1.5毫克/日，丙戊酸钠片0.2毫克/次，3次/日；地西泮片2.5毫克/次，3次/日；利培酮片1毫克/次，2次/日。患者癫痫发作次数减少，精神症状也渐减少。联合支持心理治疗、认知行为治疗。2周后症状缓解出院，出院时除地西泮片减至2.5毫克/晚服，其余药量均未调整，病情平稳。4周后复查，患者癫痫发作一次，言行基本得体，偶有情绪不稳，已开始读书，准备写作。

3. 医生的忠告　癫痫为一种反复发作的疾病，治疗时一定要尽可能有效控制癫痫发作。癫痫发作时的异常放电可引起大脑短时间的缺血缺氧，反复多次就会引起脑功能的改变，长期癫痫发作的患者智力及社会功能均会受到不同程度损害，继而可诱发精神症状。一旦出现癫痫性精神障碍，首先应有效地控制癫痫，其次可选用对癫痫阈值影响较小的抗精神病药物或抗抑郁药物对症治疗，在药物治疗过程中应联合心理治疗。

（雷　蕾　张志鸿　王志斌　史　伟）

第 9 章　精神活性物质所致精神障碍

【概述】

1. 精神活性物质（Psychoactive Substances） 是指来自体外可影响精神活动，并可成瘾的物质。精神活性物质的分类：（1）中枢神经系统抑制剂。（2）中枢神经系统兴奋剂。（3）大麻。（4）致幻剂。（5）阿片类。（6）挥发性溶剂。（7）烟草。常见的精神活性物质：酒类、阿片类、大麻、催眠药、抗焦虑药、麻醉药、兴奋剂、致幻剂、烟草等。

2. 依赖（Dependence） 是一组认知、行为和生理综合征。依赖分为生理依赖与心理依赖。生理依赖是由于反复用药造成的一种病理性适应状态，表现为耐受性增加和戒断症状。心理依赖是指用药后产生一种愉快满足的感觉，为追求这种状态而反复用药。此为避免戒断症状或追求这种状态而强迫性地觅药。

3. 滥用（Abuse） 由于不当地反复使用药物而导致明显的不良后果的行为。

4. 耐受性（Tolerance） 指反复使用某种药物，使用者必须加大剂量才能达到以往所需的效果。

5. 戒断状态（Abstinence State） 指停止使用或减少使用药物，或使用拮抗剂后所出现的特殊的生理心理症候群。

第 1 节　酒　依　赖

【概述】

酒精是一种亲神经性物质，一次相对大量饮酒即可导致精神异常，如果长期饮用可以引起各种精神障碍，包括依赖、戒断综合征以及精神病性症状。

酒依赖（Alcohol Dependence）是一种慢性，具有高复发特点的脑疾病，复发率高达 60%~80%。是一组认知、行为和生理症候群，使用者尽管明白滥用成瘾物质会带来问题，但仍然继续使用。

【病因】

酒依赖涉及的原因非常复杂，既与社会环境有关，又与个体生理易感性和心理素质有关。

1. 社会因素与饮酒相关问题关系较大。中国酒文化，传统的干杯敬酒，猜酒，甚至逼客人喝酒，以喝醉表示哥们义气豪爽，往往使饮酒者受害。

2. 与家庭／个人易感素质有关，男性、受教育程度较低、婚姻破裂、重体力劳动、社会对酗酒者的容忍度、收入低更容易产生酒依赖。

可以将家庭／个人易感素质、社会文化环境理解为饮酒问题的起始因素，将酒依赖（心理问题）、躯体功能损害、冲动暴力（家庭和社会问题）理解为结果因素，把神经系统适应性改变理解为生物学的中介因素，将人格心理特征、社会习得理解为社会心理的中介因素，这些因素相互作用，有时互为因果，构成复杂的临床现象。

【问诊策略】

1. 是否将饮酒看成是生活中最重要或非常重要的事。

2. 饮酒量是否逐渐增加。饮酒速度是否增快（尤其是开始时的几杯）。

3. 是否"以酒当药"，用酒来解除情绪困扰、减轻压力、助眠。

4. 是否经常独自饮酒、有藏酒行为、晨起饮酒或睡前饮酒。

5. 是否酒后常忘事、因饮酒常与家人争吵。

6. 是否曾经戒过酒，但时间不长又旧病复发。

【诊断要点】

1. 对使用酒精饮品的强烈渴望或冲动感（一味追求喝酒）。

2. 对饮酒行为的开始、结束及剂量难以控制（举杯就不能自制，经常是不醉不休。为避免戒断症状的发生而频频饮酒，不少酒依赖者起床后的第一件事便是饮酒）。

3. 当饮酒被终止或减少时出现生理戒断状态（表现为手颤抖、肢体及躯干颤抖、情绪激动、恶心、出汗等。如果及时喝上几口酒，这些症状便会很快消除，否则会愈演愈烈，甚至出现意识障碍和抽搐）。

4. 因饮酒活动而逐渐忽视其他的快乐或兴趣（将饮酒视为生活中第一优先事项，置个人健康、工作纪律、家庭责任和社会规范于不顾）。

5. 耐受的依据,必须使用较高剂量的酒才能获得过去较低剂量的效应(酒量越来越大，饮酒越来越多)。

6. 固定地饮酒而不顾其明显的危害性后果。如过度饮酒对肝的损害、周期性大量饮酒的抑郁或与酒有关的认知功能损害。

【诊断标准 ICD-10 】

确诊依赖综合征，通常需要饮酒行为在过去的一年的某些时间内体验过或者表现出下列至少三条：

1. 对使用该物质的强烈渴望或冲动感。

2. 对活性物质使用行为的开始、结束及剂量难以控制。

3. 当活性物质的使用被终止或减少时出现生理戒断状态，为了减轻或避免戒断症状而使用同一种（或某种有密切关系的）物质的意向。

4. 耐受的依据，如必需使用较高剂量的精神活性物质才能获得过去较低剂量的效应。

5. 因使用精神活性物质而逐渐忽视其他的快乐或兴趣，在获取、使用该物质或从其作用中恢复过来所花费的时间逐渐增加。

6. 固执地使用活性物质而不顾其明显的危害性后果。

【治疗原则与方案】

1. 治疗原则

个体化治疗原则：建立良好的医患关系，积极治疗原发症和合并症，加强营养，予药物治疗、社会心理治疗。

2. 治疗方案

（1）建立良好的医患关系

仔细询问患者病史，倾听患者痛苦，耐心真诚的帮助态度，使患者消除戒备心理。更加全面地了解患者与饮酒有关的问题，可让患者记录每日的饮酒情况，包括饮酒量、时间、次数、环境、酒友、饮酒前的内心活动。

（2）积极治疗原发症和合并症

临床上酒精依赖者常常同时患有精神障碍，最常见的是人格障碍、焦虑障碍、抑郁障碍、分裂症样症状等，药物治疗方案见本书其他章节。

治疗酒精相关问题时千万不能忽视心理问题，酒精依赖者的躯体合并症更应引起重视，特别是消化道疾病，肝脏、心脏问题多见，需要与内科医师合作，认真诊治。

（3）加强营养

酒精依赖患者由于生活不规律、大量饮酒、抑制饮食、食欲较差，同时酒精仅能提供能量，不含机体所需的蛋白质、维生素、矿物质、脂肪酸等物质，加上患者的胃肠、肝脏功能损害，易导致营养吸收障碍，所以营养物质缺乏是严重酒瘾者存在的问题。应加强营养，以提高机体的抵抗力。

（4）药物治疗

1）急性酒精中毒的治疗：急性酒精中毒的救治原则基本上与其他中枢神经抑制剂中毒的救治原则一致，包括催吐、洗胃、生命体征的维持、加强代谢等一般性措施。

阿片受体拮抗剂纳洛酮用于急性酒精中毒的救治。一般用法为肌内注射，每次 0.8~1.6mg，也可将 0.8mg 纳洛酮溶解在 5% 的葡萄糖溶液中静脉滴注，可重复使用，直至患者清醒为止。①纯戒断症状：由于酒精与苯二氮䓬类药物药理作用相似，在临床上常用此类药物解除酒精的戒断症状。要足量，不宜缓慢加药，这样不仅可抑制戒断症状，而且还能预防可能发生的震颤谵妄、间断性癫痫发作。没有必要加用抗精神病药物。所以应特别注意用药时间不宜超过 5~7 天，以免发生对苯二氮䓬类药物的依赖。如果在戒断后期有焦虑、睡眠障碍，可对症药物治疗。对于住院患者，可以给予地西泮

10mg，每小时 1 次，直到症状被控制为止。如果患者有呕吐，可给予甲氧氯普胺（胃复安）10mg 口服或肌内注射。② 震颤谵妄：谵妄在戒酒后 1~4 日出现，多在 2~6 小时达到极期，需要注意的是其他脑疾病、内分泌代谢疾病也可出现谵妄，应予以鉴别。处理原则：A. 一般注意事项：发生谵妄者多有不安、兴奋，需要有安静的环境，光线不宜太强。需要有人看护以免发生意外。B. 苯二氮䓬类药物，首选地西泮注射液每次 10mg，一日 2~3 次，肌内注射，根据患者的兴奋、自主神经症状调整剂量，必要时可静脉滴注。一般持续一周，直到谵妄消失为止。C. 控制精神症状：可选用氟哌啶醇注射液，每次 5~10mg，肌内注射，随症状的强弱增减剂量。必要时可静脉滴注。D. 其他：根据实验室结果对症治疗，包括补液，纠正水、电解质和酸碱平衡紊乱等。③酒精性幻觉症、妄想症：大部分的戒断性幻觉、妄想症持续时间不长，用抗精神病性药物治疗有效，可选用第二代抗精神病药物，如利培酮，剂量不宜太大。在幻觉、妄想被控制后可考虑逐渐减量，不需长期维持用药。④酒精性癫痫：可选用苯巴比妥类药物注射使用。原有癫痫史的患者，在戒断初期就应使用大剂量的苯二氮䓬类药物，或者在戒酒前 4 天给予抗癫痫药物，如丙戊酸钠（600 毫克 / 日），预防癫痫发生。

2）酒增敏药：是指能够影响乙醇代谢，增高体内乙醇或其代谢物浓度的药物，以戒酒硫为代表。患有心血管疾病的患者和年老体弱者应禁用或慎用。在应用期间，除必要的监护措施外，应特别警告患者在服药期间禁止饮酒。

3）抗酒渴求药——纳屈酮：美国 FDA 已经批准此药用于治疗酒精依赖。研究发现阿片受体阻滞剂纳屈酮能减少实验动物饮酒量，能减少酒精依赖患者饮酒量和复发率。纳屈酮剂量为 25~50 毫克 / 日。

（5）社会心理治疗

社会心理干预的措施,增加戒断动机的各种措施应该贯穿于整个治疗中。找出导致酒依赖复发的社会、心理原因，学会处理这些问题的方法，社会心理支持和干预，增强其信心。

1）认知行为疗法:通过影视、广播、图片、实物、舆论等多种传媒方式，让嗜酒者端正对酒的态度，正确认识酒的危害，从思想上坚持纠正饮酒的成瘾行为。

2）厌恶行为矫正疗法：其目的是在饮酒时不但得不到欣快感觉，相反产生令人痛苦的体验，形成负性条件反射。常与药物配合治疗。

3）家庭治疗：创造良好的家庭气氛，用亲情、温情去解除患者的心理症结，使之感受到家庭的温暖。

4）团体疗法：参加各种戒酒协会，进行自我教育及成员之间互相约束与帮助，达到戒酒的目的。

【中医处理方法】

1. 电针感应疗法治疗：可以选脾俞、肝俞或肾俞，用毫针快速直刺进针，得气后停止。用电针治疗仪，电流强度以患者耐受为度，留针30秒，每天1次，5次为1个疗程，两到三天治疗一次。

2. 耳穴贴压戒酒：该方法在耳穴取口、胃、皮质下、内分泌、神门、咽喉、肝；体穴取脾俞、肝俞、肾俞、内关、列缺、神门、足三里。先用酒精棉球消毒耳郭，然后在穴位上寻找敏感点，将王不留行籽放在胶布上，对准穴位用拇指、示指对压耳穴，直到产生酸、胀、痛感。每次选4~5个穴位，每个穴位按压3~5秒，每天自行按压3~5次。

3. 中药治疗：葛根、柏子仁。葛根可增强肝细胞的再生能力，恢复肝脏的正常功能，并且还能促进胆汁的分泌，防止脂肪在肝脏蓄积。酒精主要是在肝脏里进行代谢，而葛根能很好地促进代谢，加强肝脏的解毒功能，防止酒精对肝脏的损伤。

自制中药戒酒口服液治疗酒依赖，一周有明显起效，而且没有不良反应。方药组成是：葛根20g，龙骨40g，牡蛎40g，赤芍20g，白芍20g，黄芪40g，全蝎5g，天麻5g，牛膝15g，桂枝15g，钩藤5g，羌活15g，地龙10g，白术15g，泽泻15g，猪苓15g，茯苓15g，每日一剂，水煎至200ml，分两次口服。据报道疗效较佳。

4. 饮食戒酒。饮食对于戒酒有一定的效果，比如吃一些燕麦粥，患者可以在早晨喝点燕麦粥，这样对戒酒很有好处，能够帮助降低中午喝酒的欲望。

专家指出：粥类能够保护胃黏膜。需要注意的是，B 族维生素不会贮藏于体内，多余的会完全排出体外。

【病例分析】

1. 病例介绍 患者男性，40 岁，无业，离异，初中文化。患者从 2008 年起开始过量饮酒，后逐渐加量，两年前开始对酒精持续依赖，每日必须饮白酒 1000ml，每日必醉。晨起第一件事就是饮酒，每日若不饮酒则出现心慌、出冷汗、全身乏力、疼痛等症状，严重时出现凭空看到许多萤火虫，饮酒后上述症状即刻改善，饮食一般。对周围人不理不睬，生活懒散，将大部分钱花在买酒上。近一个月前患者开始出现自语自笑。曾多次在西安某医院接受戒断治疗（具体治疗不详），手抖、心慌症状有一定改善，戒断一个月后又再次饮酒，在家人强迫下反复自行戒酒多次，均在十余天后复饮。今来我院门诊就诊，门诊以酒精依赖收入我科。入院时情况：意识清楚，时间地点定向力差。表情呆板，反应迟钝，双眼发直。个人卫生差，衣着不整，不主动交谈，多次提问下可部分回答，语量少，说话过程中常突然中断，反应迟缓，时有自言自语，偶有幻视，未引出妄想，近记忆受损，远记忆部分保持。智能检查不配合。自知力不完整。对周围环境不关心，生活懒散多卧床，饮食不主动。

2. 病情分析 患者饮酒 10 余年，将其看成是生活中非常重要的事，晨起饮酒，饮酒量逐渐增加，不饮酒时出现戒断症状，且出现精神病性症状，多次戒酒又常复饮。诊断：酒精所致的精神和行为障碍，依赖综合征。入院后急查血常规、肝功能、肾功能、电解质、心电图等。药物治疗：使用长效苯二氮䓬类药物氯硝西泮片口服 1 毫克（3 次 / 日）控制酒精戒断症状，利培酮片口服 1 毫克 1 次 / 日对症抗精神病性症状。补充维生素，维生素 B_1 100mg、维生素 B_{12} 500mg 肌内注射 15 天。对症补充电解质及保肝治疗。心理治疗：认知行为治疗、家庭治疗、团体疗法。住院 2 周，出院时患者未再饮酒、情绪稳定、未引出幻觉、意志力恢复，承认戒酒有困难，分享酒精引起的损害，改变了反复饮酒的错误依赖认知，积极坚持戒酒。出院后 2 周复查，患者未再饮酒且症状未波动，氯硝西泮逐渐减少至 1 毫克 1 次 / 日，

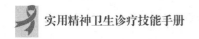

利培酮 0.5 毫克 1 次 / 日。出院 2 个月后药物逐渐停用，患者坚持团体治疗及放松训练、身体锻炼，未再饮酒，社会功能恢复，回归社会角色。

3. 医生的忠告：君子慎酒，持戒有德。小饮怡情，在社会交往中，提倡在安全范围内饮酒。酗酒不仅危害自己，也影响家人。酗酒而导致的脾气暴躁、健康失调等状态，会造成躯体、心理、社会功能三个方面的损害，无不给自己和家人带来痛苦。想要戒酒，除了立下戒酒的决心，还要积极治疗原发症和合并症，予加强营养、药物治疗、社会心理治疗等综合治疗。

中国营养学会提出比较安全的饮酒量为男性每日 2 标准杯，每周不超过 5 次；女性每日 1 标准杯，每周不超过 5 次（世界卫生组织规定：1 标准杯 = 10 克纯酒精）。

重视和加强有关文明饮酒的宣传工作，控制和禁止未成年人饮酒。总之，人们只有从思想上真正认识到酒滥用和酒依赖的危害，对酒有正确的认识，才能为健康饮酒提供行为保证。

第 2 节　苯二氮䓬类药物依赖

【概述】

苯二氮䓬类药物（Benzodiazepines，BZD）作为镇静催眠药，用于抗焦虑、镇静安眠等。临床应用者较多，但长期应用会导致依赖。常用的苯二氮䓬类药物有：地西泮、氯氮䓬、氟西泮、硝西泮、氯硝西泮、阿普唑仑、艾司唑仑、劳拉西泮、奥沙西泮、三唑仑、咪达唑仑等。

【病因】

苯二氮䓬类药物可以产生依赖性，主要有两方面：心理依赖和躯体依赖，尤其长期高剂量使用。

为避免以上的不良反应发生，目前主张以最小有效剂量、短期间断性使用来达到满意的睡眠。按美国食品药物管理局的规定，苯二氮䓬类药物作为催眠药使用不宜超过 4 周。

长期固定剂量使用的患者大约 45% 可以表现出生理性戒断反应。服用高剂量和低剂量药物的患者的戒断症状是相同的。一般而言，戒断症状在 2 周内减轻。

【问诊策略】

1.明确患者服苯二氮䓬类药物的病史、原因、药物种类、时间及疗效。

2.是否存在苯二氮䓬类药物撤药失败史及原因。

3.是否出现过苯二氮䓬类药物撤药后戒断反应（表现包括焦虑、失眠、易怒、忧郁、震颤、恶心或呕吐以及厌食）。

【诊断要点】

1.苯二氮䓬类药物使用史，使用时间，剂量（一般来说，苯二氮䓬类药物依赖与个体因素有关。服用药物的时间通常在 1~6 个月，平均 3 个月）。

2.被终止或减少时出现生理戒断状态。

3.必须使用较高剂量的药物才能获得过去较低剂量的耐受效应。

【诊断标准 ICD-10】

确诊依赖综合征，见本章第 1 节。

依赖综合征可针对一种特殊物质（如烟草或安定）、一类物质（如鸦片类）或范围较广的不同物质（某些人会规律性地出现服用可以得到的任何药物的冲动感，并在禁用时表现出不适、激越和（或）戒断状态的躯体症状）。

【治疗原则与方案】

1.治疗原则　对于苯二氮䓬类药物应予充分注意，减量要缓慢。

2.治疗方案

（1）药物替代剂量递减法：即用长效苯二氮䓬类药物制剂代替短效，然后逐渐减少长效制剂剂量，每天再逐渐减少 5%~10% 的剂量。减药时间 2~4 周，甚至更长；疗程短者数周，长者几个月，但一般不超过 1 年。

（2）辅助用药：可使用 β 受体阻滞剂、5-HT$_1$ 受体激动剂及抗惊厥药物等。

（3）心理治疗：支持性心理治疗（认识药物危害 / 家庭支持系统）、认知行为治疗在整个治疗期间以及停药后的一段时间都是非常重要的，可以有效地减少复发。

（雷　蕾）

第 10 章　精神分裂症及其他精神病性障碍

第 1 节　精神分裂症

【概述】

精神分裂症（Schizophrenia）是一组以思维、情感、感知、行为等多方面异常及精神活动不协调为临床表现的精神疾病。至今病因未明，大多数患者缺乏自知力，一般无意识障碍及明显的智能障碍。精神分裂症在成年人中终身患病率为 0.5%~1.6%。该病预后不良，约 2/3 长期存在症状，社会功能损害明显，精神残疾率高，约占精神残疾人数的 70%。是我国纳入管理的六种严重精神障碍之一。

【病因】

1. 遗传因素　该病属于多基因复杂性遗传疾病，一级亲属终身患病率平均为 5%~10%。

2. 社会心理因素　大多病前性格表现为敏感多疑，孤僻内向，患者的文化、职业、社会阶层及心理应激事件均可能起到诱发作用。

3. 神经生化病理假说　①多巴胺（DA）假说：认为该类患者中枢神经系统 DA 功能亢进。②氨基酸类神经递质假说：中枢谷氨酸功能不足可能是精神分裂症的致病原因之一。③5- 羟色胺（5-HT）假说：该病可能与 5-HT 代谢障碍有关。

4. 神经发育假说　因遗传因素或母孕期围产期损伤，胚胎大脑出现某种病理改变，进入青春期或成年后，在外界的不良刺激下导致心理整合功能异常而发病。

5. 神经影像学异常　该类患者的脑结构异常涉及多个部位，如脑室扩大，颞叶内侧（包括杏仁核、海马、海马旁回和颞上回在内）的结构异常，前额叶灰质变薄、体积减小，顶叶和下丘脑结构异常等。

6. 神经电生理异常　主要集中在事件相关电位（ERP），脑磁图（MEG），视觉运动功能包括平稳眼跟踪运动（SPEM）和探究性眼球运动（EEM）等。

【问诊策略】

1. 医生应采取尊重、平等、耐心、亲切的态度倾听患者的表达，不批判、不指责，不把自己的意念强加在患者身上。

2. 询问病前是否有负性生活事件等心理社会因素。

3. 判断患者是否有精神病性症状：确定是否存在感知觉的异常（如幻听、幻视、幻触、幻味、幻嗅等），确定患者是否有思维联想障碍（如思维贫乏、思维云集、思维中断、思维插入、思维被夺走等），确定患者是否存在思维逻辑障碍（如病理性象征性思维、语词新作等），确定患者是否有妄想性思维（如被害妄想、关系妄想、嫉妒妄想、夸大妄想、非血统妄想、物理影响妄想、被控制感、被洞悉感、思维扩散、思维被广播等），确定患者是否有被强加的被动体验。

4. 询问家属是否发现患者有明显的性格改变（如孤僻懒散、行为被动等）。

5. 询问家属是否发现患者有让人难以理解的甚至荒谬的动作或行为。

6. 询问家属是否发现其情感反应与周围的环境不协调。

7. 询问患者发病时的特点、症状、严重程度、持续时间等，及间歇期的表现。

8. 询问患者的性格特点、成长史、有无躯体疾病及精神活性物质接触史。

9. 了解其是否有精神疾病家族史。

10. 详细询问患者发病后的就诊经历及接受治疗后病情的变化。

【诊断要点】

1. 判断患者是否有阳性症状，阳性症状反映精神活动的紊乱，包括幻觉、妄想、言语混乱和行为失控。

2. 判断患者是否有阴性症状，阴性症状反映精神功能与活动的减退，包括情感迟钝或淡漠，缺乏主动性，抽象思维困难，刻板思维，社会功能退缩，

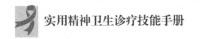

兴趣减退，意志力减退，失语症等。

3. 判断患者是否有认知症状，绝大部分精神分裂症患者伴有认知功能障碍，包括注意障碍、记忆障碍、抽象思维障碍、信息整合障碍等。

4. 判断是否有攻击症状。

5. 判断是否有情感活动不协调等症状。

6. 绝大部分精神分裂症患者 PANSS 量表总分在 67 分以上。

【诊断标准 ICD-10】

1. 症状标准

在 1 个月或 1 个月以上时期的大部分时间内确实存在以下（1）~（4）中的至少一组（如不甚明确常需要两个或多个症状，或（5）~（9）中至少两组十分明确的症状）。

（1）思维化声、思维插入或思维被夺取、思维被播散。

（2）明确涉及躯体或四肢运动，或特殊思维、行动或感觉的被影响、被控制或被动妄想，妄想性知觉。

（3）对患者的行为进行跟踪性评论，或彼此对患者加以讨论的幻听，或来源于身体某一部分的其他类型的幻听。

（4）与文化不相称且根本不可能的其他类型的持续性妄想，如具有某种宗教或政治身份，或具有超人的力量和能力（如能控制天气，或与另一个世界的外来者进行交流）。

（5）伴转瞬即逝或未充分形成的无明显情感内容的妄想，或伴有持久的超价观念，或连续数周或数月每日均出现的任何感官的幻觉。

（6）思潮断裂或无关的插入语，导致言语不连贯、不中肯或语词新作。

（7）紧张性行为，如兴奋、摆姿势，或蜡样屈曲、违拗、缄默及木僵。

（8）阴性症状，如显著情感淡漠、言语缺乏、情感迟钝或不协调，常导致社会退缩及社会功能下降，但须澄清这些症状并非由抑郁症或神经阻滞剂所致。

（9）个人行为的某些方面发生显著而持久的总体性质的改变，表现为丧失兴趣、缺乏目的、懒散、自我专注及社会退缩。

2. 病程标准

特征性症状在 1 个月以上的大部分时间内肯定存在。

3. 排除标准

若同时存在广泛的情感症状，就不应作出精神分裂症的诊断，除非分裂症状早于情感症状出现。分裂症的症状与情感症状两者一起出现，程度均衡，应诊断为分裂情感性障碍；严重脑病、癫痫或药物中毒或药物戒断状态应排除。

【鉴别诊断】

1. 脑器质性精神障碍　首先，要排除是否存在中枢神经系统病变的可能性；其次，要详细进行神经系统检查及实验室、影像学检查。脑器质性疾病常有较明显的特征，如意识障碍、智能障碍、记忆障碍、神经系统的异常体征以及脑影像学、血及脑脊液常规、生化、脑电生理等方面的异常。脑器质性精神障碍的精神症状随着中枢神经系统的病变加重而加重。

2. 情感障碍　情感障碍患者如躁狂或抑郁发作均可出现幻觉妄想等精神病性症状，但此类患者是在情绪高涨或低落的情况下出现，与周围环境有密切的关系；而精神分裂症则表现为情感与自身思维、行为等方面的不协调以及与外界环境的不协调。

3. 急性应激障碍　以严重的精神创伤为直接诱因，受刺激后立刻发病，表现为强烈恐惧体验的精神运动性兴奋，行为有一定盲目性，部分伴有轻度意识模糊。

【治疗原则与方案】

1. 治疗原则　需要尽早实施有效的足剂量、足疗程的全病程药物治疗。首次发病是治疗的关键，首次治疗反应最好，所需剂量少，如能得到及时、正确、有效的治疗，复原机会最大，长期预后好。发病后的头 5 年是影响预后的关键时期。

2. 治疗方法　一旦确诊，应立即开始用药。首发患者选择一种二代或一代抗精神病药物，药物从小剂量开始逐渐加到有效治疗量，速度视患者的耐受性及药物特性而定，足剂量足疗程。单药不满意，可考虑不同作用机制的两药联合，达到预期目标后仍以单一用药为宜。

（1）药物治疗

首选第二代抗精神病药物（非典型抗精神病药物）。它们不但对阳性症状疗效较好，而且对阴性症状、认知症状和情感症状有效；而 EPS 明显减少。尽量单一用药，对难治性精神分裂症或多次复发的患者往往需要两种以上药物联合或使用氯氮平治疗。常用药物如利培酮（2~8mg/d）、齐拉西酮（80~160mg/d）、氯氮平（300~600mg/d）、奥氮平（10~20mg/d）、喹硫平（300~800mg/d），氨磺必利（200~800mg/d），阿立哌唑（15~30mg/d）。

第二代抗精神病药物的主要不良反应有：① EPS：第二代抗精神病药物比第一代药物的 EPS 要少而轻，并且与剂量的关系密切，即在治疗剂量的高端会出现 EPS。此类药物有利培酮、齐拉西酮、氨磺必利、阿立哌唑、奥氮平，而氯氮平和喹硫平的 EPS 发生率很低。②血泌乳素升高引起月经失调或泌乳，主要见于利培酮和氨磺必利。③心电图 QTc 延长，主要见于齐拉西酮。④体重增加：体重增加以氯氮平和奥氮平最明显，利培酮与喹硫平居中，齐拉西酮与阿立哌唑较少引起体重增加。体重增加与食欲增加和活动减少有关，体重增加容易并发糖尿病、高脂血症、高血压等。

（2）电抽搐治疗（ECT）

对精神分裂症的兴奋躁动，特别是出现冲动伤人、木僵或亚木僵、拒食，精神分裂症疾病过程中或病后有严重的抑郁情绪等有显著的疗效。

（3）心理治疗

有助于解决患者的心理需要和心理问题，全面提高社会功能，获得临床治愈。常用方法有认知行为治疗、支持性心理治疗、工娱治疗和音乐治疗等。

（4）康复治疗

大部分精神分裂症患者症状基本消失后，仍然存在认知、行为、个性等方面的问题，所以需要接受精神康复方面的治疗。具体的办法有家庭干预、社会技能训练、职业康复训练、认知矫正治疗、积极性社区治疗、多元化干预等。

【中医处理方法】

1. 辨证论治

精神分裂症在中医称之为"癫病"，癫病的证类繁多，其中阳性症候有痰火内结、肝火内炽、肝郁痰结三大证类;阴性症候有肝郁脾虚、肝肾两虚、脾肾两虚、心脾两虚、气虚血瘀五大证类。气、血、痰、火、瘀不同的病理变化可呈现出阴、阳不同的证候特点，按照中医辨证原则，根据临床证候特征，可分类治疗。

（1）痰火内结

1）证候：兴奋话多，情绪不稳，时易激惹，时或焦虑，妄见妄闻，多善疑虑，甚则冲动，伤人毁物，面红目赤，大便秘结，小便短赤，舌红苔黄厚腻，脉弦滑数。

2）治法：豁痰泻火，清脑安神。

3）方药运用：生石膏 60~120g（先下）、礞石 60g（先下）、陈皮 15g、竹茹 10g、黄芩 15g、栀子 10g、枳实 10g、佩兰 10g、炒枣仁 60g、川芎 20g、丹参 30g、酒制大黄 15g（后下）。

4）加减：舌苔黄腻，加黄连 10g。冲动加磁石 60g（先下）、代赭石 60g（先下）、怀牛膝 30g。

（2）肝火内炽

1）证候：兴奋话多,急躁易怒,面红目赤,言语零乱,妄见妄闻,时疑被害,甚则冲动,不寐好动,时时外走,渴喜冷饮,耳鸣如潮,口苦咽干,大便秘结,小便赤黄,舌红苔黄,脉弦数有力。

2）治法：镇肝泻火，清脑宁神。

3）方药运用：生石膏 60~300g（先下）、生石决明 60g（先下）、生龙齿 60g（先下）、生牡蛎 60g（先下）、黄芩 15g、栀子 10g、龙胆草 10g、川芎 15g、炒枳壳 12g、车前子 10g、酒制大黄 15g（后下）。

4）加减：情绪不稳，加钩藤 30g、鸡血藤 30g。不寐加炒枣仁 60g。

（3）肝郁痰结

1）证候：情感淡漠，意志减退，妄见妄闻，生活懒散，喜静恶动，呆愣独处，胸闷不舒，渴不喜饮，舌质淡红，苔薄白，脉弦滑。

2）治法：解郁化痰，养脑安神。

3）方药运用：佛手 10g、香附 10g、郁金 20g、柴胡 6g、白芍 30g、陈皮 15g、远志 10g、川芎 15g。

4）加减：头目不清加菊花 15g、白蒺藜 30g、川芎 20g。不寐加炒仁 60g、琥珀粉 3g（冲服）。

（4）肝郁脾虚

1）证候：生活懒散，情感淡漠，呆愣少语，意志减退，妄见妄闻，多疑善虑，面色萎黄，肢体困乏，形容憔悴，少寐易惊，舌淡红，苔薄白，脉弦细。

2）治法：舒肝健脾，养脑安神。

3）方药运用：柴胡 10g、郁金 20g、香附 10g、白芍 30g、百合 60g、党参 15g、茯苓 30~60g、炒白术 12g、山萸肉 15g、川芎 15g、炒枣仁 60g、炒麦芽 60g。

4）加减：食欲不振加神曲 20g。便稀加扁豆 30g、大枣 10g。

以上各证类用药，均为一日一剂，水煎，早晚分服，30~60 剂为 1 个疗程。

2. 针灸治疗

（1）幻听：取翳风、耳门、听宫、听会、中渚。实者可加用丰隆、行间。虚者用太溪。

（2）幻视：取攒竹、睛明、四白、球后、风池。

（3）兴奋冲动：取水沟、十宣、太阳、大陵、曲池、行间等。可配用快针大椎、陶道，使针感向下放射，应避免直接刺激脊髓。

（4）木僵呆滞：取水沟、隐白、涌泉。

3. 穴位按摩

（1）人中：面部，前正中线上，上嘴唇上 1/3 与下 2/3 交界处。

按摩方法：医者用示、中两指端置于拇指面，以增强拇指的指力，用拇指端按于唇沟的中上处顶推，行强刺激。以每分钟 20~40 次为宜，可使患者很快苏醒。

（2）曲池：曲池穴位于肘横纹外侧端，屈肘，当尺泽穴与肱骨外上髁连线中点。即在手肘关节弯曲凹陷处。

按摩方法：每天早晚用拇指指腹垂直按压曲池穴，每次 1~3 分钟。

（3）上星：位于人体头部，当前发际正中直上一横指。

按摩方法：患者取坐姿，分开正中头发，以右手拇指按压住上星穴，右手四指自然弯曲或分开，左手扶住头部，顺时针方向按揉，频率为每分钟按 120~160 次，一般按揉 2~6 分钟即可见效。

（4）丰隆：从腿的外侧找到膝眼和外踝这两个点，连成一条线，然后取这条线的中点，接下来找到腿上的胫骨，胫骨前缘外侧 1.5 寸，大约是两指的宽度，和刚才那个中点平齐，即是丰隆穴。

按摩方法：丰隆穴的穴肉厚而硬，点揉时可用按摩棒，或用示指关节重按才行。找穴要耐心些，可在经穴四周上下左右点按试探，取最敏感的点。当有痰吐不出时，丰隆穴会变得比平时敏感许多。

（5）劳宫：在握拳屈指时无名指尖处。

按摩方法：该穴定位于第二、三掌骨之间，握拳，中指尖下。按摩手法采用按压、揉擦等方法，左右手交叉进行，每穴各操作 10 分钟，每天 2~3 次，不受时间、地点限制。也可借助小木棒、笔套等钝性的物体进行按摩。

（6）神庭穴：在头部，当前发际正中直上 0.5 寸。

按摩方法：同上星穴。如果患者感觉到自己脑袋昏沉，或者是情绪波动比较大，那么每天按摩这个穴位大约一百下，能够起到很好的作用。

此外，神门、百会、四神聪、太冲等穴均可有效控制精神分裂症阳性及阴性症状，这些穴位在抑郁症及焦虑症中都有所介绍。

该章节所介绍的穴位同时适用于双向情感障碍躁狂发作及惊恐障碍等精神科疾病。

【病例分析】

1. 病例介绍　王某，女，46岁。半年来经常能凭空听到有人在耳朵边说话，让交"保护费"，不交就要毒杀全家。感觉自己被人跟踪，手机被装了定位仪，手机通话被人监控，家里也被装了高科技的监控设备，不仅能监控言行，甚至还能看到自己的内心，随时发号施令控制自己，看到中央电视台的《新闻联播》也认为是在播放自己的事，为此痛苦不堪，多次报警，希望找出家中隐藏的设备，警察多次仔细搜查也不能打消其疑虑。不敢回家，不敢进食水，总担心食物有毒，紧张、害怕，睡眠差。患者既往体健，大学毕业，为中学教师，丈夫因工作常年在外地，儿子在另一城市读大学二年级，平素性格内向，要强，做事极为认真。

2. 病情分析　该患者存在言语性幻听、被害妄想、物理影响妄想、内心被洞悉感等精神病性症状，社会功能受损，现实检验能力减退，病程半年，无器质性疾病，无精神活性物质接触史，诊断精神分裂症明确。入院后PANSS量表评分109分，给予利培酮片治疗，每次1毫克，2次/日起始，两周后剂量加至每次2毫克，3次/日，联合认知行为治疗放松治疗。嘱其家人做好24小时陪侍，照顾其饮食起居。患者幻听渐减少，被害感减轻，4周后幻听完全消失，无被害感，能认识到之前的体验荒谬离奇。4周后出院，院外继续服药，定期门诊复查，定期心理治疗。3个月后开始工作，巩固治疗半年后开始缓慢减量，1年后减至每日2毫克维持，病情平稳。

3. 医生的忠告　对精神分裂症患者要做到早发现、早诊断、早治疗。急性期治疗要保证予抗精神病药物足剂量、足疗程，尽可能单一用药。治疗目标为临床症状缓解，自知力恢复。稳定期的患者要注意长期治疗，首发患者服药1年以上，复发患者服药2~5年甚至终身。服药过程中要定期评估药物不良反应及社会功能，注意联合支持心理治疗、认知行为治疗以及康复训练等，尽可能缓解其症状，改善其认知，促进其社会功能的恢复。

（张志鸿）

第 2 节　偏执性精神病

【概述】

偏执性精神病（Paranoia Psychosis）与偏执状态（Paranoid State）为同义词。偏执性精神病是指一组以系统妄想为主要症状，而病因未明的精神障碍，若有幻觉则历时短暂且不突出。在不涉及妄想的情况下，无明显的其他心理方面异常。30 岁以后起病者较多。偏执性精神病为国家规定六种严重精神障碍之一。

【病因】

偏执性精神障碍的病因迄今为止尚未明了。

1. 家族流行病学调查（Kendler 等，1981 年）显示，偏执性精神障碍患者家族成员的精神分裂患病率（0.6%）要明显低于精神分裂症患者家族成员（3.8%）。而偏执性精神障碍患者一级亲属的偏执型人格障碍的发生率（4.8%）要明显高于内科疾病以及精神分裂症患者的一级亲属（分别为 0 和 0.8%），但其精神分裂症、分裂样人格障碍、情感疾病的发生率并无增加（Kendler 等，1985 年）。

2. 生化研究（Morimoto 等，2002 年）显示，妄想性障碍与多巴胺活动亢进有关。

3. 认知和实验心理学认为，妄想性障碍患者倾向于选择性提取现实中可获得的信息，在信息不充分的前提下做出结论和难以设身处地地理解别人的意图和动机（Fennig 等，2005 年）。

4. 从精神动力学的观点看，偏执被认为是对可能威胁到患者自尊或自我的应激或挫折的一种保护性防御。

【问诊策略】

1. 医生应采取尊重、平等、耐心、亲切的态度倾听患者的主诉；

2. 详细询问患者是否存在器质性疾病或持续的躯体不适症状；

3. 仔细核实患者的症状中其观念、感受是否达到妄想的程度。

【诊断要点】

1. 以妄想为主要症状，持续至少 3 个月。

2. 妄想内容具有现实性，相对系统、固定。

3. 可伴有幻觉。

4. 社会功能保持良好，很少发生精神衰退。

5. 多见于中年女性。

【诊断标准】

ICD-10 中无偏执性精神病诊断标准。

按照 CCMD-3 中偏执性精神病的诊断标准为：

症状标准：以系统妄想为主要症状，内容较固定，并有一定的现实性，不经了解，难辨真伪。主要表现为被害、嫉妒、夸大、疑病或钟情等内容。

严重标准：社会功能严重受损和自知力障碍。

病程标准：符合症状标准和严重标准至少已持续 3 个月。

排除标准：排除器质性精神障碍、精神活性物质和非成瘾性物质所致精神障碍、分裂症，或情感性精神障碍。

【鉴别诊断】

1. 精神分裂症偏执型　临床症状以妄想为主，但妄想内容荒诞、离奇、泛化，常伴有幻觉，且有精神分裂症独特的分裂症状。

2. 心因性妄想症　部分心因性妄想症患者可有明显的妄想，妄想的产生内容与不良的社会心理因素影响有直接关系，预后良好。偏执性精神病与其不同的是，在不良的社会心理因素消除后，妄想仍持续存在并可能进一步发展。

3. 躁狂症　偏执性精神病在出现夸大妄想时，需与躁狂症相鉴别。前者虽有夸大妄想，但缺乏类似躁狂症那样典型的情感高涨、思维奔逸等症状，也缺乏感染力。

4. 器质性精神障碍　患者可出现偏执症状，但其发生与器质性病变的关系极为密切，且多发生于疾病高峰期。仔细询问病史、体格检查、神经系统检查和实验室检查可有阳性结果。

【治疗原则与方案】

1. 治疗原则　使用抗精神病药物和心理治疗相结合的治疗方法，可使病情得到改善。

2. 治疗方案

（1）抗精神病药物可减轻或消除妄想，减轻或消除焦虑、易激惹等症状。

（2）心理治疗十分重要，实施时以启发、说教为主，且应反复进行。调整工作、协调好人际关系（含家庭成员）和改变生活环境，也有利于妄想症状的改善。

【中医相应处理方法及原则】

可按照精神分裂症相应处理。

【病例分析】

1. 病例介绍　患者萧某某，女，62 岁。因"感觉神经扭动一年半，加重 2 个月"入院。2017 年患者扭伤脚踝后渐出现浑身不适感，感腰部以下有多条神经扭动，患者反复纠结于躯体不适，门诊考虑躯体形式障碍，服用文拉法辛缓释胶囊、米氮平片等多种抗抑郁药治疗焦虑症状，效果不佳。2018 年 2 月起上述症状加重，患者感全身筋转圈，后背勒，大腿不适，走路别扭。夜间睡眠差，常因扭动感睡眠中醒来。20 年前患者因寻求气功治疗导致精神错乱，住精神科治疗，口服氯氮平片（具体剂量不详）治疗，效果好。

2. 病情分析　本患者以躯体不适症状为主，常考虑躯体形式障碍，但经过抗焦虑治疗效果不佳。患者执拗于躯体感觉，坚信神经扭动，整日时刻关注症状，符合偏执性精神病诊断。给予抗精神病治疗，首先选用经典抗精神病药物利培酮口崩片 1~5 毫克 / 日，效果不佳；后换用氯氮平口崩片

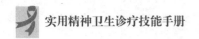

25~150毫克/日，症状渐缓解。

3. 医生的忠告　偏执性精神病的患者常常性格执拗，关注自我，管中窥豹，可见一斑。因此扩大患者的关注范围很重要，将患者注意力转移至症状之外，关注日常生活，关心身边的人和事，使其融入正常生活中，教给患者"顺其自然，为所当为"的森田疗法也很适合。

第3节　分裂情感性精神障碍

【概述】

分裂情感性障碍（Schizoaffective Disorders），也称为分裂情感性精神病，是指精神分裂症症状和情感性症状同时出现在同一次发病中，均表现突出，且有反复发作的特点，经过系统治疗预后良好。一般病程在3个月以内，两次发病的时间间隔一般为6个月到5年。分裂情感性精神障碍属于六大严重精神疾病之一，发现后需要立即网络上报。

【病因】

1. 遗传因素　分裂情感性障碍有家族遗传性，本病患者近亲中的患病率比一般居民高，且倾向于多基因遗传。

2. 心理社会环境因素　患者自幼年到成年生活中的困难遭遇；经济水平低、物质生活环境差、就业无保障等社会因素；家庭及婚姻的不幸、生活习惯及特殊的个性特征（如孤僻、敏感、胆小）等。

3. 大脑病理和脑结构的变化　通过对患者大脑进行影像学检查及病理解剖发现有侧脑室扩大。

【问诊策略】

1. 重点询问有无躁狂发作病史，如易激惹，兴奋话多，挥霍钱财，喜热闹，管闲事，精力充沛等。询问有无抑郁发作病史，如心情压抑，想哭，厌世感明显，回避见人，早醒等。询问有无躁狂与抑郁交替出现的病史。

2. 如果有情感障碍出现时，询问有没有分裂症状的出现，比如幻听，荒谬的妄想内容，怪异的行为等。

3. 患者既往发病过程中有无间歇发作的特点，预后症状有无残留，有无抑郁、躁狂及精神分裂症的家族史，有无心理应激因素。

【诊断要点】

1. 发病年龄以青年多见，女性多于男性。

2. 起病特点：起病比较急，可有应激因素；在同一次发病中，分裂症状和情感症状同时存在，且均表现明显，症状可完全缓解，不留后遗症。发病期均不符合精神分裂症和情感障碍的诊断标准 ICD-10。

3. 临床分型包括躁狂型、抑郁型、混合型等。

（1）躁狂型：起病急，躁狂发作和分裂症症状均表现突出，患者情感高涨，易激惹，言辞夸大，喜热闹，有冲动倾向，同时存在荒谬离奇的想法，妄想，幻听突出，病程短，预后良好。

（2）抑郁型：抑郁发作和分裂症状表现明显。患者情绪低落，自责，缺乏兴趣，郁郁寡欢，想法消极。同时又有关系妄想，被害妄想。病程长，预后不理想，部分患者有分裂症状残留。

（3）混合型：躁狂症状和抑郁症状混合出现，表现为情感高涨、兴奋话多与情感低落，自责，压抑，少言寡语混合出现。分裂症状表现为荒谬的妄想内容。

【诊断标准 ICD-10】

1. 在疾病的同一次发作中，明显的分裂性症状和情感性症状同时出现或仅差几天；

2. 反复发作，一般可完全缓解，少数患者有残留症状；

3. 每次发作既不符合精神分裂症的诊断标准，也不符合情感障碍的诊断标准。

【鉴别诊断】

1. 精神分裂症后抑郁、分裂情感性障碍中的抑郁型，经常与精神分裂症后抑郁相鉴别。部分分裂症患者经过抗精神病药物长期治疗后，精神症状虽然得到明显控制，但随后出现了抑郁症状。抑郁症状的出现，也许与抗精神病药物有关（药源性所致的抑郁），也可能与患者的病情恢复后对疾病的担心，以及对将来生活的顾虑有关，也许是分裂症的部分症状。

2. 精神分裂症青春型、分裂情感性障碍中的躁狂型，一般与精神分裂症青春型相鉴别。精神分裂症青春型以不协调的精神运动性兴奋为特点，没有随境转移的特点，感染力差，言辞让人无法理解，缺乏反复发作的特点，有残留症状，预后不理想。

3. 抑郁发作：患者有明显的情感低落、思维迟缓和动力不足等症状，情感协调性好。在抑郁发作的过程中可以出现分裂症症状，但不是同时出现，不是主要临床相。

4. 躁狂发作、分裂情感性障碍躁狂型，经常与躁狂发作相鉴别。躁狂发作的患者思维活跃、感染力强，情感协调性好。在躁狂发作的过程中可以出现分裂症症状，但不是同时出现，不是主要临床相。

【治疗原则及方案】

1. 治疗原则　治疗要系统而规范，要早期、足量、足疗程、个体化用药。

2. 药物治疗

1）情感稳定剂：碳酸锂片、丙戊酸钠片及卡马西平片。应用碳酸锂片治疗时，切记严密监测血锂浓度。中毒反应表现，如共济失调、构音障碍、多尿、震颤、谵妄等。建议维持期血锂浓度为 0.4~0.8mmol/L。

2）抗精神病药物：喹硫平片、奥氮平片、利培酮口崩片、阿立哌唑片、齐拉西酮胶囊，氯氮平片。

3）对于兴奋躁动、有自伤或者自杀倾向的患者，优先选用电休克治疗。对于不配合治疗的患者，可以约束保护，给予镇静较强的药物，如肌内注射氟哌啶醇注射液。

4）在住院期间重视疾病健康教育，建立联盟治疗，模式如下：医生—患者—护士、医生—患者—家庭（父母或者爷爷奶奶等）、医生—患者、护士—患者，以患者作为中心点。出院后建立完善的随访机制，如：网络随访，电话随访，按疾病组定期随访等。

【中医处理方法】

可按照精神分裂症处理。

【病例分析】

1. 病例介绍　患者，女，19 岁。2 年前，患者无故出现兴奋话多，乐此不疲，看到同学就用英语交流，吹牛说大话，同时感觉有人陷害自己，跟踪自己，有时躲于床底下睡觉，显得敏感多疑。曾在当地精神病院治疗，考虑为分裂情感性精神障碍躁狂型，口服喹硫平片、丙戊酸钠片治疗，效果好，病情缓解后能正常上学。1 个月前，患者出现闷闷不乐，做事缺乏兴趣，不愿与人交流，同时又敏感多疑，觉得同学用异样的眼光看自己，为此不愿出门，总想躺着，睡眠、食欲差。

2. 病情分析　患者为青年女性，过去有精神分裂症症状与躁狂发作症状同时出现，抗精神病药物及情感稳定剂治疗后效果明显，此次症状表现为分裂症症状与抑郁发作症状同时出现，给予喹硫平片 0.3g/d，丙戊酸钠片 0.6g/d 及艾司西酞普兰片 20mg/d 治疗，住院第三周给予心理治疗 3 次，住院 3 周好转出院。

3. 医生忠告　按时按量服药，定期门诊复查。服药期间感到心理或身体难受时及时与医生取得联系，避免自己私自停药、减药，以防复发。保持良好的心态面对疾病，形成良好的生活习惯，多接触正能量的朋友。

（张志鸿　史　伟　王志斌）

第11章　精神发育迟滞

【概述】

精神发育迟滞（Mental Retardation）是指生长发育阶段（18 岁以前）的儿童由遗传因素、环境因素或社会心理因素等原因引起，以智能发育不全或受阻为特征，以各种技能不同程度的损害和社会适应困难为主要临床表现的一组疾病。

【病因】

1. 遗传因素　染色体异常、基因异常、先天性颅脑畸形。

2. 围生期有害因素　感染、药物、毒物、放射线、电磁波、妊娠期疾病、分娩期疾病、新生儿疾病。

3. 出生后不良因素　颅脑外伤、脑炎、脑膜炎、社会文化落后、心理损伤、环境因素、家庭教养。

【问诊策略】

1. 医生应采取尊重、平等、耐心、亲切的态度倾听患者及家属的讲述。

2. 详细询问患者是否存在器质性疾病或持续的躯体不适症状。

3. 因疾病特点，可能需要更多地与家属交流沟通。

4. 需要在就诊时对患者家属交代清楚该疾病的治疗手段、治疗效果及预后。

5. 面对患者家属，要讲授该疾病的致病原因，增强优生优育的观念及知识。

【诊断要点】

1. 智力比同龄人显著低下，标准智力测评 IQ 范围 ≤ 69。

2. 社会适应能力较相同文化背景的同龄人低下，可用标准的社会适应行为量表测定水平。

3. 起病于 18 岁以前。

4. 部分患者有某些特殊的体态、面容、躯体疾病及神经系统体征。

5. 辅助检查

（1）治疗测评了解 IQ 范围，目前国内常用的有中国韦氏幼儿智力量表、中国韦氏儿童智力量表、丹佛发育筛查测验等。

（2）适应性量表：儿童适应行为量表、婴儿 - 初中学生社会生活能力量表等。

（3）某些病例还可进行 CT、MRI、内分泌水平测定、免疫遗传学检查。

6. 对同时存在的其他精神病应单独列出诊断。

【诊断标准 ICD-10】

1. 轻度　IQ 范围在 50~69 分之间提示为轻度精神发育迟滞。语言的理解和使用能力有不同程度的延迟，影响独立性发展的执行性语言功能问题可延续至成年。器质性病因仅在很少一部分患者中可辨认出来。其他伴发状况如孤独症、其他发育障碍、癫痫、品行障碍或躯体残疾也多少可以见到。如果存在伴发的这类障碍，应独立编码。

2. 中度　IQ 范围通常在 35~49 分之间。在这组患者中，能力表现的差异很常见，某些人的视觉空间技能比语言技能水平要高，其他人动作很笨拙，却乐于社会交往和简单交谈。语言发展水平各异：有些患者能进行简单的会话；而另一些人的语言水平仅够表达他们的基本需求；一些患者始终不会使用语言，然而却能理解简单的指令，而且会利用手势多少补偿其言语缺陷。在中度精神发育迟滞的患者中大多可发现器质性病因。在少数患者中存在儿童孤独症或其他广泛发育障碍，它们对临床相及所需的处理有很大影响。尽管多数中度精神发育迟滞患者可独自行走，但癫痫、神经系统和躯体障碍仍很常见。有时也可见到其他精神障碍，但因语言发育水平有限使诊断困难，此时就应向其他熟悉患者的人了解情况，这类伴发障碍都应单独编码。

3. 重度　这组患者与中度精神发育迟滞患者在临床相、存在器质性病因及伴发疾病方面有相似之处。在 F71 中所提到的能力水平很低，在本组患者中最为常见。本类别中大多数人都表现出显著的运动损害或其他相关的缺陷，这提示存在中枢神经系统明显的临床损害体征或发育异常。IQ 范围通常在 20~34 分之间。

4. 极重度　IQ 范围低于 20 分。语言的理解和使用能力有限，最多只能理解最基本的吩咐，提最简单的要求。可以掌握最基本和最简单的视觉空间技能如将实物分类与配对。在适当的监督和指导下，患者可参加一小部分家务和简单操作。大多数病例都可找到明确的器质性病因，常有严重的神经系统和其他躯体残疾影响其运动能力。

【治疗原则与方案】

1. 治疗原则　教育训练为主，药物治疗为辅，并辅以药物和饮食调节。

2. 治疗方案

（1）病因治疗：对于病因明确的可采取病因治疗，如半乳糖血症，苯丙酮尿症，克汀病。

（2）辅助性药物治疗：目前常用药物有：脑复康、脑活素、叶酸、γ-氨酪酸等，效果不确定。

（3）对症治疗：患儿常伴有兴奋、冲动、伤人毁物等行为，可采用适量抗精神病药物治疗，如奥氮平片、喹硫平片、利培酮片、阿立哌唑片等；对于部分伴有多动行为者，可给予中枢兴奋剂，如利他林 5~10 毫克 / 日。

（4）根据患儿发育迟滞程度不同，采用不同的训练方法，轻度患儿可接受教育，中度患儿可进行训练，重度则以养护为主。教育训练的内容包括劳动技能和社会适应。

（5）加强婚前教育，提倡优生优育，加强孕期保健，做好儿童保健，提倡母乳喂养。

【中医处理方法】

1. 中药熏蒸　党参、黄精、陈皮、当归、五味子、远志、川芎、菖蒲、丹参、山楂、枸杞子、麦冬、白芍、官桂等加适量的水放入中药熏蒸床的中药蒸发器中，进行熏蒸。

2. 可用杞菊地黄丸，用于肝肾亏损证。河车大造丸，用于精血不足，髓海空虚者。十全大补丸，用于心脾两虚，气血不足者。孔圣枕中丹，用于阴虚火旺，痰浊阻窍者。

【病例分析】

1. 病例介绍　孙某某，女，9 岁。3 岁上幼儿园开始，学习能力较差，不能完整背诵老师教授的儿歌，不能完成完整的一支舞蹈。与小朋友一起玩耍无障碍。适龄上学后，渐渐出现不能理解上课教授的内容，成绩差，不能按时完成作业。与同龄孩子格格不入，愿意与幼童玩耍，个人生活需要父母照顾，不如同龄人，但可自己穿衣，吃饭。与人可进行简单的交流，能够知道简单的常识，算术水平差，只能完成 10 以内的运算。

2. 病情分析　患者 IQ 范围测试分值 67 分。结合患者的表现，日常简单交流可以，具有简单基本常识的能力。通过特殊的教育可获得实践技巧及实用的阅读和计算能力，并且在指引下适应社会。所以为轻度精神发育迟滞。

3. 医生忠告　精神发育迟缓，重在预防，加强优生优育，产前检查的宣传。对于已出生的精神发育迟滞患儿，可进行特殊的训练，帮助患儿尽可能地适应生活。

（王　欣）

第12章　抑郁障碍

第 1 节　首发抑郁障碍

【概述】

抑郁障碍（Depressive Disorder）是一种常见而严重的精神疾病，具有高发病、高复发、高致残的特点。成年女性的患病风险高于男性，慢性躯体疾病、儿童期经历创伤性事件可能是抑郁障碍发生的高危因素。

【病因】

1. 目前抑郁障碍病因及发病机制尚不清楚。

2. 一般认为抑郁障碍的发病主要与生物化学因素（去甲肾上腺素、5 - 羟色胺、多巴胺）、遗传因素、社会与心理因素有关。

【问诊策略】

1. 详细询问患者存在的情绪问题。因患者受教育水平、表达方式的不同，对情绪的理解也不尽相同，所以医生应尽可能用简洁易懂、较为通俗的方式询问病情，避免漏诊。

2. 睡眠问题不容小觑，可能成为问诊的切入点。

3. 抑郁症状持续的时间及严重程度。

4. 存在躯体不适的患者，要进一步明确不适感的性质、持续时间、与劳累及情绪有无关系。

5. 询问家族史、既往有无类似发作，帮助判断预后。

6. 了解患者在整个病程中是否出现轻躁狂、躁狂的症状，如果符合轻躁狂、躁狂的诊断标准应诊断为双相障碍。

7. 体格检查很关键，可以辅助排除一些躯体疾病（如甲状腺疾病、神经系统疾病）。

8.了解家庭环境、发病有无诱发因素，给患者尽可能创造支持条件。

【诊断要点】

1.抑郁障碍主要临床表现为显著而持久的心境低落、兴趣下降及精力缺乏。

2.心境低落是患者几乎每天都感到悲伤，高兴不起来，常常诉说自己心情不好，自己的世界是灰暗的（这种情绪低落区别于沮丧反应，沮丧反应即亲人去世后的悲伤情绪），严重者表现出无望、无助、无用感，甚至出现自杀行为，这种低落的情绪不受环境影响，部分患者可有昼重夜轻的规律。

3.兴趣下降是患者对以前感兴趣的事情或活动缺乏兴趣，如个人爱好、休闲娱乐等，严重者对生活中任何事情都提不起兴趣，整日卧床不起。

4.乐趣丧失是患者从事任何生活活动时均感受不到快乐，有些患者可能会参与一些娱乐活动，但最终目的是为了打发时间，并不能从中体会到愉悦感。

【诊断标准 ICD-10】

根据国际疾病与分类第 10 版（ICD-10）中 F32 抑郁障碍的诊断标准为

1.各种形式的典型发作中，患者通常表现为（典型症状）

（1）情绪低落；

（2）精力下降；

（3）兴趣下降及快感缺失。

2.其他常见症状

（1）注意力集中困难；

（2）自我评价低，没有自信；

（3）自罪、无价值感；

（4）认为前途暗淡、没有希望；

（5）自伤、自杀观念或行为；

（6）睡眠障碍（特征性表现为早醒，但入睡困难较多见）；

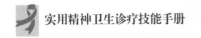

（7）食欲减退。

上述抑郁症状至少持续 2 周。

轻度抑郁障碍符合典型症状至少两条，其他症状至少两条；中度抑郁障碍符合典型症状至少两条，其他症状至少三条；重度抑郁障碍符合典型症状所提及的三条，其他症状至少四条。

【鉴别诊断】

1. 双相障碍　发病较早（大多在 25 岁以前发病），多有家族史，稳定期维持时间短，容易反复发作，多伴有冲动、敌对、精神运动性激越，睡眠增多。

2. 继发性心境障碍　脑器质性疾病、躯体疾病、某些药物和精神活性物质等均可引起继发性心境障碍。该类患者有明确的器质性疾病、服用某些药物及使用精神活性物质史。体格检查、实验室检查及其他辅助检查有相应疾病的阳性检查结果或指标改变。可合并意识障碍、智能障碍。随原发疾病病情的变化而波动，原发疾病好转，则情感症状减轻或消失。因此与抑郁障碍相鉴别。

3. 焦虑障碍　抑郁障碍和焦虑障碍常共同出现，抑郁障碍以情绪低落为主，常出现头晕、头疼、无力、疲劳等，自我感觉较差；焦虑障碍的焦虑症状较为突出，以恐惧、害怕、担忧为主，伴有自主神经功能失调及运动性不安，求治心切。可以根据症状的主次及出现的时间顺序进行鉴别。

【治疗原则与方案】

1. 治疗原则　抑郁障碍治疗措施包括药物治疗、心理治疗、物理治疗等。正确的治疗措施，可以保证在最短的时间内让患者获得最大的收益。根据患者自杀风险、自知力、社会支持情况等综合评估是否需要住院治疗。抗抑郁药物治疗需要足量、全病程治疗，提高临床治愈率，最大限度降低病残率和自杀率，减少复发风险；提高生存质量，恢复社会功能，达到稳定和真正意义的痊愈，而不仅是症状的消失；同时预防复发。

2.治疗方法

（1）药物治疗

1）目前抗抑郁药物一般选择安全性高、疗效确切的第二代抗抑郁药：选择性 5-HT 再摄取抑制剂（SSRIs），如氟西汀、舍曲林、帕罗西汀、氟伏沙明、西酞普兰、艾司西酞普兰；去甲肾上腺素能与特异性 5- 羟色胺能抗抑郁剂（NaSSA），如米氮平、5- 羟色胺；去甲肾上腺素再摄取抑制剂（SNRIs），如文拉法辛、O- 去甲基文拉法辛、度洛西汀。

2）主张单一用药，小剂量起始。

3）急性期治疗（8~12 周），治疗目标：控制症状，尽量达到临床治愈，促进功能恢复到病前水平，提高生活质量，疗效决定疾病结局和预后。

4）巩固期治疗（4~9 月），此阶段患者病情不稳定，复燃风险较大，继续使用急性期治疗有效的药物不变（包括治疗方案、药物剂量、使用方法）。

5）维持期治疗（2~3 年或长期），持续规范治疗可有效降低抑郁症的复燃 / 复发率。维持治疗结束后，病情稳定，可缓慢减药直至终止治疗；一旦有复发的早期征象，应迅速恢复原治疗。

（2）心理治疗

1）对于症状较轻、抗拒药物治疗的患者可以考虑单独使用心理治疗。

2）心理治疗效果不佳时应及时加用抗抑郁药物。

3）常用的心理治疗方法有：支持性心理治疗、认知行为治疗、人际关系治疗及家庭治疗。

（3）物理治疗

重复经颅磁刺激（rTMS）、改良电抽搐治疗（MECT）、运动治疗、光照治疗、营养食物疗法（叶酸、色氨酸及 ω-3 脂肪酸）、阅读治疗（阅读心理治疗相关书籍）等。

【中医处理方法】

抑郁障碍中药治疗主要包括中药汤剂、穴位贴敷、针灸、艾灸、推拿等。目前由国家食品药品监督管理局批准的抗抑郁中药有：舒肝解郁胶囊、巴戟天寡糖胶囊、圣·约翰草提取物片。

1. 穴位贴敷　桂枝 100g、菟丝子 100g、地龙 100g、合欢皮 100g、郁金 100g 研磨成细粉，分装每包 500g 备用。现榨 100% 生姜原汁加少许蜂蜜拌匀，制成直径约 2cm 圆形药丸，用约 6cm×7cm 一次性粘贴敷料贴敷在已选取的穴位上（主穴为内关、神门、太冲）。贴敷每次 6 小时，每天 1 次，7 天为 1 个疗程，共 4 个疗程。

2. 甘麦大枣汤　甘草 10g、小麦 30g、大枣 7 枚，水煎，每日 1 剂，分上下午服用，15 天为 1 个疗程。

【病例分析】

1. 病例介绍　崔某，女，57 岁。患者 3 个月前与其爱人发生争执后，出现情绪低落，感到委屈，经常哭泣。做什么事情也没有兴趣，提不起精神，家人带其外出旅游，患者诉看到美丽的风景没有感觉，周边发生的一切好像跟自己没有一点关系，感到茫然，不知所措。做事情犹豫不决，做简单的家务活也感到难以完成，发愁怎么打发日子。入睡困难，早醒，记忆力减退。总想事情的负面。食欲差，进食量尚可。未出现认为活着没意思的想法。

既往体健。从事教师工作，已退休 2 年，性格内向，家庭关系较和睦。

2. 病情分析　该患者发病存在诱因，主要症状为情绪低落，兴趣下降，能力减退，食欲、睡眠质量差，符合抑郁障碍的诊断标准。患者既往体健，体格检查未见明显异常，暂可排除器质性疾病。患者年龄较大，治疗应选择作用温和、不良反应较少的药物，可给予 SSRI 类抗抑郁药艾司西酞普兰片每日 10mg。根据症状变化及用药后不良反应综合评估，可将剂量逐渐加至每日 20mg，药物起效一般 1~2 周时间。该患者存在睡眠问题，临时加用艾司唑仑 1mg 睡前口服，以改善睡眠。抗抑郁药物维持治疗 6~9 个月，渐减量，缓慢停药。配合心理治疗。

3. 医生忠告　抑郁障碍的发病率有逐年升高的趋势，其发病与性格有一定关系。对首发抑郁障碍的治疗尤为关键，规范化治疗可减少复发率。保持良好的心态，进行户外有氧运动，与家人和朋友多沟通，减少抑郁障碍的发生。

第 2 节　复发性抑郁障碍

【概述】

复发性抑郁障碍（Recurrent Depressive Disorder）是指反复出现抑郁发作，发作间期抑郁症状可完全缓解。一项研究显示首次抑郁障碍的复发率是 50%~60%，复发率随发作次数不断升高，有过 3 次抑郁发作的患者其复发率约 90%。第二次抑郁发作后患者的记忆、认知功能明显改变，对药物的敏感性降低，增加了治疗的难度。

【问诊策略】

1. 首次抑郁障碍的治疗过程应详细了解。

2. 两次抑郁障碍发病间期症状完全缓解持续时间。

3. 区别复燃与复发。复燃指在抑郁障碍恢复阶段原有症状的加重。复发则是抑郁症状的再次发作，其症状与既往发作可能类似也可能不同。

4. 对多次发作的患者在问诊过程中要给予患者治疗的信心与希望。

【诊断要点】

1. 复发性抑郁障碍根据此次抑郁发作的严重性，也可分为轻度、中度和重度发作；

2. 每次发作的严重程度也可以不尽相同；

3. 无论抑郁症状发生过几次，一旦出现躁狂发作，应诊断为双相障碍。

【诊断标准 ICD-10】

根据国际疾病与分类第 10 版中 F33 复发性抑郁障碍的诊断标准为：

1. 反复（至少两次）出现抑郁障碍中标明的抑郁发作史。

2. 整个病程中未出现符合躁狂诊断标准的发作史。

3. 每次抑郁症状持续时间至少两周。

4. 两次发作之间应有几个月无明显心境紊乱。

【鉴别诊断】

1. 双相障碍　对反复发作、病程较长、治疗效果差的抑郁障碍，要特别注意与双相障碍相鉴别。轻躁狂的患者自我感觉良好，难以分辨自身症状，有时家人及朋友也难以察觉其症状，致使与抑郁障碍难以鉴别。除了详细询问病史外，我们可以从以下几方面进行鉴别：双相障碍起病年龄较早，家族史多为阳性，更容易反复发作，病程较短等。

2. 恶劣心境　是指患者长时间（数年）感到忧郁寡欢、疲乏无力、精力不足，对日常生活没有明显的影响，未达到抑郁障碍的诊断标准。患者可有数天或数周感觉较好，绝大多数时间感到忧郁、疲乏。

【治疗原则与方案】

1. 复发性抑郁障碍的治疗原则与用药情况与单次抑郁发作相同。

2. 值得注意的是复发性抑郁障碍的治疗难度较单次发作更为困难，3 次及以上发作者主张更长时间的维持治疗。

3. 心理治疗：参照首次抑郁发作。

4. 物理治疗：参照首次抑郁发作。

【中医处理方法】

疏肝解郁胶囊由刺五加和贯叶金丝桃两味药组成，具有疏肝解郁 和健脾安神的作用。舍曲林联合舒肝解郁胶囊治疗复发性抑郁障碍安全性高，在治疗期间未出现严重的不良反应，复发率低于单用舍曲林治疗复发性抑郁障碍。

【病例分析】

1. 病例介绍　患者王某，女，43 岁。因"疲乏无力，心情差 3 周"就诊。3 周前患者无明显原因出现睡眠差，睡眠浅，稍有动静即惊醒，自行服用艾司唑仑 1 片，睡眠改善。随之出现疲乏无力，即使晚上睡 7~8 小时次日仍感觉精力不足，做事情心不在焉，同事们在一起聊天也觉无趣，闷闷不乐。进食量减少至正常的一半，食之无味。未引出自伤自杀观念。2011 年因家中有事出现过类似症状，当地医院诊断"抑郁症"。给予舍曲林片每日150mg，治疗半年，后渐停药，效果好，情绪、生活恢复如初。否认其他躯体疾病。平素性格内向，好胜心强。

2. 病情分析　患者本次抑郁症状表现为情绪低落，倦怠，注意力不易集中，睡眠障碍，食欲减退。既往曾诊断抑郁症，此为第二次发作，诊断复发性抑郁障碍。患者曾使用舍曲林效果好，可继续给予舍曲林每日 150mg治疗，临时使用艾司唑仑 1mg 助眠。

3. 医生忠告　复发性抑郁症患者的记忆、执行功能损害较首发抑郁障碍更为严重，药物治疗后，复发性抑郁症患者的认知功能损害仍较明显。在日常生活中可以积极参加一些自己擅长或者让自己有成就感的活动；学会认可、满足生活中的小进步；正确定位自己在工作生活中的价值观、人生观。

第 3 节　抑郁障碍伴发精神病性症状

【概述】

重度抑郁障碍（Major Depressive Disorder）的患者有时可合并存在精神病性症状，如幻觉、妄想及抑郁性木僵等。精神病性症状可与抑郁心境相协调，如谴责辱骂性幻听、罪恶妄想等；亦可不协调，如关系妄想等。有些患者精神病性症状较明显时可能掩盖抑郁症状，对诊断造成一定干扰，严重者延误治疗，加重病情。

【问诊策略】

1. 明确抑郁症状与精神病性症状出现的先后顺序。

2. 了解抑郁症状的严重程度。

3. 了解精神病性症状的内容。

4. 是否存在重大生活事件。

【诊断要点】

1. 当抑郁障碍严重到一定程度时，可出现精神病性症状。

2. 精神病性症状多表现为负面内容，妄想一般涉及自罪、贫穷、灾难等，幻听多为指责性、诋毁或谩骂等。

3. 严重时可出现木僵状态。

【诊断标准 ICD-10】

根据国际疾病与分类第 10 版中 F32.3 重度抑郁发作，伴精神病性症状的诊断标准为：

（1）症状符合重度抑郁发作的诊断标准；

（2）存在精神病性症状，且大多精神病性症状与抑郁情绪相协调，严重的精神运动迟滞者可表现出木僵；

（3）抑郁症状较精神病性症状先出现。

【鉴别诊断】

1. 精神分裂症　通常以思维障碍、情感淡漠、不协调为原发症状，病程迁延，有些患者可合并抑郁症状，但抑郁症状短于精神分裂症的症状，为继发症状。缓解期常残留精神症状或人格改变。

2. 分离性木僵　通常在创伤性事件后发生，患者出现精神活动的全面抑制，可表现出在相当长的时间内维持一种固定的姿势，没有言语及自发有目的的活动，检查和询问没有躯体疾病的证据。

【治疗原则与方案】

1. 受精神病性症状的影响，患者自知力、对治疗的依从性较差，治疗效果也较不伴有精神病性症状抑郁障碍差。此类患者单独使用抗抑郁药物或抗精神病药物疗效不佳，一般采用联合两类药物治疗。

2. 药物治疗：常用的抗精神病药物为第二代抗精神病药物（具体见第 10 章精神分裂症治疗）。注意安非他酮对多巴胺再摄取有一定的抑制作用，可能加重精神病性症状，应尽量避免使用。

3. 联合用药的过程中观察药物相互作用，减少药物不良反应。

【中医处理方法】

解郁丸是在"甘麦大枣汤"及"逍遥丸"的基础上研制的超浓缩中药，以白芍、柴胡、当归、郁金、茯苓、大枣等为主要成分。解郁丸联合小剂量舒必利治疗抑郁障碍伴发精神病性症状，疗效较好，不仅能缓解精神病性症状，也明显改善抑郁症状。

【病例分析】

1. 病例介绍　患者王某某，女，40 岁。近 1 年来患者因工作调动，出现情绪不好，疲乏无力，睡眠差，懒于料理家务，自觉反应慢，记不住事情，工作吃力。未予重视，症状渐加重，认为自己拖累了家人，多次有轻生念头。2 周前出现言行异常，"听到"有人说儿子进了监狱，认为是自己的过错所致，跪在地上祷告，请求"主"原谅自己，如果"主"不原谅自己，将会给全家带来灾难，语气神秘，不敢大声说话。既往体健，无感染、药物使用史。平素性格尚可，朋友不多，不善言谈。

2. 病情分析　患者首发症状符合抑郁障碍的诊断标准，未治疗，而后病情加重出现精神病性症状，且精神病性症状以负性内容为主。诊断抑郁障碍伴发精神病性症状。治疗给予舍曲林 15mg+ 奥氮平 5mg，依据病情调整用药量。

3. 医生忠告　家属保管药物，防止患者多服或漏服药；抗抑郁药物治疗尽可能维持相对长的时间，减少复发；家属做好陪护工作，防止意外发生；医生与患者及家属建立治疗联盟，增加患者服药依从性。

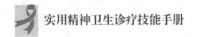

第4节　抑郁障碍合并躯体疾病

【概述】

随着我国人口的老龄化，抑郁障碍患者合并躯体疾病也越来越多，并且所合并躯体疾病更为复杂、多样。复发性抑郁障碍患者中合并多种躯体疾病者是不合并躯体疾病的 2 倍以上，60 岁以上的老年人更多见。重型抑郁障碍患者躯体疾病的共病率为 68.1%。

【问诊策略】

1. 患者所患躯体疾病目前是否进行治疗，治疗效果如何。

2. 识别患者表现是以对躯体疾病的担心为主，还是以抑郁情绪为主。

3. 疼痛症状较明显的患者，要识别疼痛是抑郁障碍本身的症状，还是躯体疾病的表现。

【诊断要点】

抑郁障碍合并躯体疾病时，两者可恶性循环，使彼此症状加重，从而延长治疗时间。

【诊断标准】

1. 符合抑郁障碍的诊断标准。

2. 存在明确的躯体疾病。

【鉴别诊断】

躯体形式障碍：患者可表现出各种躯体症状，不断要求检查，对阴性检查结果心存疑惑，无视医生对其症状的解释，坚信自己患某种疾病，感到痛苦。详细的体格检查、问诊及化验可排除此病。

【治疗原则与方案】

1. 抑郁障碍合并躯体疾病的患者在选择抗抑郁药物治疗时，不但要观察药物间的相互作用，同时也要注意药物对患者所患躯体疾病的影响。例如，文拉法辛对血压影响较大，合并高血压的患者应慎用；脑卒中合并抑郁应考虑抗抑郁药物对凝血机制的影响；对合并心脑血管疾病、贫血、严重呼吸系统疾病、癌症等躯体疾病的患者，禁忌使用电痉挛治疗。

2. 在综合评估躯体疾病和抑郁症状的基础上，选择安全性高、相互作用少的抗抑郁药物，尽量单一用药，可以合并心理治疗、物理治疗等辅助治疗方法。同时积极治疗躯体疾病。

3. 举例说明具体用药情况

（1）脑卒中合并抑郁障碍的患者可选择西酞普兰、艾司西酞普兰及舍曲林；

（2）帕金森病合并抑郁障碍的患者目前尚没有特定的较为安全有效的抗抑郁药物，SNRI 类药物可以建议使用；

（3）癫痫合并抑郁障碍的患者可以建议使用西酞普兰、艾司西酞普兰及舍曲林；

（4）高血压合并抑郁障碍的患者可以使用 SSRI 类及度洛西汀；

（5）冠心病合并抑郁障碍的患者可选用 SSRI 类的药物；

（6）糖尿病合并抑郁障碍的患者建议使用 SSRI 类药物，患者抑郁情绪改善后，血糖则会控制得更为理想；

（7）甲状腺功能减退合并抑郁障碍的患者可选择氟西汀和舍曲林；

（8）肿瘤患者合并抑郁障碍的患者建议使用艾司西酞普兰、西酞普兰、舍曲林、米氮平、安非他酮等。

【中医处理方法】

1. 中医诊疗应综合考虑躯体疾病与抑郁证候，辨证用药。

2. 目前关于辨证论治脑卒中后抑郁没有严格标准，从而影响其结论的可信性和中医药辨证治疗该病总体水平的评估，因而需要尽快规范脑卒中后抑郁的辨证分型，疗效评判标准统一化。

3. 中医治疗冠心病合并抑郁症具有多种方法。有研究认为气滞血瘀兼痰浊为冠心病伴抑郁症的主要病机，应用柴胡逐瘀汤（其方为柴胡、郁金、九香虫、香橼、佛手、百合、合欢花、川楝子、厚朴、半夏、元胡、地龙、乌梢蛇、甘草、瓜蒌、枳实等）联合常规用药能够减轻冠心病稳定型心绞痛（气滞血瘀兼痰浊）伴抑郁症的心绞痛症状及抑郁情绪，改善整体中医证候。

4.抑郁症穴位按摩

（1）百会穴

位置：位于头顶正中央，即两耳至头顶中间与眉间中线的交叉点。

手法：示指、中指、无名指并拢，以对指指腹按揉，每按 10 下停 5 秒，持续 3 分钟，每日两次。

（2）膻中穴

位置：胸骨中线与左右两乳头连接的交叉点。

手法：以拇指指腹边按边揉压，每按 5 秒后松开，停 2 秒再按，持续 3 分钟。每日 3 次，每次 10 分钟。

（3）神门穴

位置：由小指延伸下来，到手掌关节与手腕相接的凹陷处。

手法：以拇指指腹按压，每按 5 秒后松开，停 2 秒再按，持续 3 分钟，建议早晚各做 1 次。

（4）阳陵泉穴

位置：膝盖外侧往下约一寸，有一突出圆骨，其前方凹陷处中心就是阳陵泉穴，左右各一。

手法：坐姿，以拇指按压、揉动，力道由轻、缓到重压，每按 10 下后松开，停 5 秒再按，持续 1 分钟后换另一只脚进行，共进行 5 次。

（5）足三里

位置：膝盖外侧凹陷处再往下四横指幅宽的地方，左右各一。

手法：坐姿，以拇指按压、揉动，力道由轻、缓到重压，每按 10 下后松开，停 5 秒再按，持续 1 分钟后换另一只脚进行，共进行 5 次。

（6）三阴交穴

位置：脚内侧踝骨往上约四横指幅宽的位置，左右各一。

手法：以拇指定点按压，每按 10 下后松开，停 5 秒再按，3 分钟后换边进行。

（7）太冲穴

位置：位于足背上，大踇趾趾缝往上 2 寸处（按压时会感觉有动脉跳动）。

手法：坐姿，右脚举起抬高，以左手拇指指腹按压，每按 10 秒后松开，停 5 秒再按，持续 1 分钟后换另一只脚进行，共进行 5 次。建议早晚各做 1 遍。

（8）内关穴

位置：伸臂仰掌，掌长肌腱与桡侧腕屈肌腱之间（腕横纹两筋凹陷中上三横指，按压时有麻电感）。

手法：一只手握紧另一只手背按摩手臂下端，使这只手的大拇指垂直按在内关穴上，用指尖有节奏地进行按压，按摩以产生酸麻胀的感觉为好。

此外，经常推拿按摩：期门、肝俞、脾俞、至阳等穴位，也都可以很好地缓解抑郁！

5. 中医调理方法

（1）三花疏郁茶：玫瑰花、白梅花、合欢花各 5g，每日 1 次，泡茶。

（2）巴戟天 5g，每日代茶饮用。

（3）浮小麦 10g，炙甘草 10g，大枣 4 枚煎汤饮用。

（4）人参 3g，每日代茶饮用。

（5）酸枣仁、桂圆、百合各 5g，代茶饮用。

（6）柴胡桂枝龙骨牡蛎汤，该方是《伤寒论》方剂之一，以小柴胡汤疏通肝胆之气，和解少阳；以桂枝汤助少阳一臂之力，促进其解郁之功。用龙骨牡蛎潜镇肝阳，促进睡眠，使阴阳调和，气机畅达。

6. 中医运动疗法

患者可于清晨做八段锦、太极拳，在空气清新的地方散步，脾主四肢肌肉，肢体舒展的同时有助于心情舒畅。

7. 音乐疗法

可选择宫调、角调古典音乐疏理气机，平时可唱歌疏解情绪。

宫调：《霓裳曲》《寒江残雪》等。

角调:《翠湖春晓》《春江花月夜》《牧笛》等。

8. 日记疗法

9. 发泄法，即中医泪法

【病例分析】

1. 病例介绍　患者崔某某，男，65岁。因"脑出血2个月，伴情绪低落、烦躁1个月"就诊。2个月前患者因脑出血致左侧肢体活动受限，目前处于功能恢复期。近1个月家属反映患者情绪低落，与家人交谈明显减少，唉声叹气，多独处，什么也不想做，常常自语"还不如死了算了"，稍有不顺心即发脾气，进食量尚可，有时不配合锻炼，甚至认为看医生没用，自己的病治不好了，认为自己连累了家人，睡眠时好时坏。未引出幻觉妄想。既往史：高血压病史10年，目前口服降压药物，血压控制尚可；2个月前患者脑出血，目前处于恢复期。平素性格一般，喜好书法。

2. 病情分析　患者存在躯体疾病，目前合并抑郁症状：情绪低落，兴趣下降，消极观念，悲观，自责，烦躁等，符合抑郁障碍的诊断标准。考虑到患者有高血压病，治疗时选择对血压影响较小的SSRI类抗抑郁药，如艾司西酞普兰，根据症状及患者的耐受性可将药物加量至每日20mg；患者存在焦虑情绪，合并用奥沙西泮片7.5mg，每日3次，缓解焦虑情绪；合并心理疏导等其他对症治疗。用药后注意安全，防自杀、跌倒。

3. 医生忠告　抑郁障碍合并躯体疾病多见于老年患者，患者应简化生活，降低自我期望值；保持乐观积极的心态；遵循医嘱服药，切勿随意停药、加药。

（毛丽娟）

第13章　双相障碍

【概述】

双相障碍（Bipolar Disorder，BD）也称双相情感障碍，是一类既有躁狂发作或轻躁狂发作，又有抑郁发作的常见精神障碍。躁狂发作时，表现为情绪高涨、言语活动增多、精力充沛。抑郁发作时则表现为情绪低落、言语活动减少、兴趣愉快感丧失等症状，病情严重者在发作高峰期还可出现幻觉、妄想或紧张性症状等精神病性症状。双相障碍一般呈发作性病程，躁狂和抑郁常反复循环或交替出现，但也可以混合方式存在，每次发作症状往往持续相当长时间（躁狂发作持续1周以上，抑郁发作持续2周以上），并对患者的日常生活及社会功能等产生不良影响。

双相障碍具有起病年龄低、患病率高、自杀率高、复发率高、致残率高、疾病负担重等特点，因此我们在临床上误诊、漏诊、误治现象很普遍，易影响患者疾病的预后。

【病因】

双相障碍病因目前尚不十分清楚。大量的研究资料表明遗传因素、生物学因素和心理社会因素都对其发生有明显的影响，三者之间相互作用，导致了疾病的发生和发展。普遍认为，遗传与环境因素在其发病过程中均有重要作用，其中遗传因素的影响较为突出。这些因素可能通过影响中枢神经信息传递过程等，导致出现躁狂和抑郁等情感症状。

1. 遗传　群体遗传学研究提示双相障碍虽有明显的家族聚集性，但其遗传方式不符合常染色体显性遗传，属于多因素遗传。遗传倾向的调查发现，双相障碍的遗传度高达80%（Tsuang & Faraone，1990），比精神分裂症、重性抑郁障碍等更为突出。

2. 年龄　双相障碍主要发病于成人早期。大多数患者初发年龄在20~30岁之间，发病的高峰年龄在15~19岁（Weissman等，1988）。双相障碍的发病年龄早于抑郁障碍（平均 26.5 岁）。调查资料显示，双相 I 型的平均发病年龄为 18 岁，而双相 II 型稍晚，平均约为 21.7 岁（Burke 等，1990）。少数患者更早或更晚发病。发病较晚的双相障碍患者，病情往往较轻，但发作可能较为频繁，且躁狂相持续时间往往较长（Perris，1966；Broadhead 等，1990）。

3. 发病季节　部分双相障碍患者的症状发作可具有一定的季节性，即初冬（10~11 月份）为抑郁发作，而夏季（5~7 月份）出现躁狂发作。

4. 婚姻与家庭因素　与已婚人群相比，双相障碍在离婚或独居者中更常见。而双相障碍患者离婚率比普通人群高 3 倍以上（Coryell 等，1993）。一般认为，良好的婚姻关系有可能推迟双相障碍的发生，减轻发作时的症状，减少症状和疾病的复发。

5. 社会心理因素　社会心理因素造成的精神紧张，可能促发本症。许多双相障碍患者在遭遇精神创伤如考试失败、失恋、失业等之后发病，或者这些因素导致病情恶化或引起疾病复发。

6. 物质及酒精滥用　双相障碍患者常常合并有物质及酒精滥用，这是精神科临床上相当常见的共病现象（co-morbidity），共病率可高达 40%。两者是否存在某种共同的遗传学基础，目前尚不清楚。

7. 双相障碍的生物学因素　双相障碍的主要病理机制可能是中枢神经系统的神经递质功能异常。目前认为与双相障碍相关的递质主要包括：5- 羟色胺、去甲肾上腺素、多巴胺、乙酰胆碱、γ - 氨基丁酸、神经肽等。5- 羟色胺和去甲肾上腺素能神经递质系统功能紊乱与双相障碍关系最为密切。有研究发现，不论抑郁还是躁狂，患者脑脊液中 5-HT 的代谢产物 5- 羟吲哚乙酸（5-HIAA）浓度都是降低的，而 NE 代谢产物 3- 甲氧基 -4- 羟基苯乙二醇（MHPG）在抑郁时降低，躁狂时则升高。随着抑郁症状的缓解，MHPG逐渐恢复，而 5-HIAA 浓度持续降低。由此推测，5-HT 缺乏可能是躁狂症状和抑郁症状的共同生化基础。另外还有研究表明，双相障碍的发病可能与多巴胺（dopamine，DA）系统功能紊乱有关。DA 前体左旋多巴（L-DOPA）可以使双相抑郁转为躁狂。DA 激动剂可以导致躁狂发作。另一 DA 激动剂溴隐亭也有抗抑郁作用，使部分双相患者转躁。新型抗抑郁药如氨苯甲异喹（诺米芬辛，nomifensine）、安非他酮（bupropion）主要是阻断 DA 的再摄取。选择性突触后 DA 受体激动剂（Piribedil）能治疗抑郁症。另有研究发现，抑郁发作时患者尿液中的 DA 代谢产物高香草酸（HVA）水平降低。

8. 神经影像学机制　根据目前的研究结果，双相障碍的神经影像学改变主要涉及额叶、基底节、扣带回、杏仁核、海马等与认知、情感调节关系较密切的神经环路的损害；也涉及以上脑功能区皮质下白质的微观结构改变，这些改变可能是导致皮下和皮层下连接损害和脑功能连接损害，最终出现双相障碍的这些临床表现。

【问诊策略】

1. 对于抑郁发作患者，要对既往躁狂及轻躁狂情况进行详细了解。

2. 要对患者的精神病学症状，如幻觉、妄想进行详细询问，是否为与心境相协调，如自罪妄想及夸大妄想等。

3. 对于首次抑郁发作的患者，要关注其发病特点，是否为老（发病晚）、小（发病早）、不典型发作（睡眠增多，体重增加）及抗抑郁药物疗效差，对于此类患者，要注意"软双相"存在。

4. 应关注患者的家族史。

【诊断要点】

1. 轻躁狂发作（Hypomanic Episode）

轻躁狂症状与躁狂症状相似，只是在症状的严重程度和社会功能损害水平上未达到躁狂症状的程度。诊断时注意以下几个方面：

（1）患者存在持续的（至少 4 天）心境高涨、精力增强和活动增多，常有感觉良好，觉得身体和精神活动富有效率。社交活动增多，说话多，与人过分熟悉、性欲增强、睡眠需要减少等表现也常见，但其程度不致造成社会功能严重受损或引起社会拒绝。有时易激惹、自负自傲、行为鲁莽的表现代替了上述较常见的症状。

（2）患者可存在注意力的受损，从而降低从事工作、进行娱乐的能力，但并不防碍其对全新的活动和冒险表现出兴趣和轻度挥霍。

（3）多数轻躁狂患者不承认自己有病，尽量将自己的症状描述得很轻并拒绝治疗。但与患者接触较多的人，如亲属、同事常能够发现患者轻躁狂时期与平时不同。

2. 躁狂发作（Manic Episode）

典型躁狂发作常为急性或亚急性起病，其临床特征是异常并持续的情感高涨或易激惹、思维加快或夸大、意志行为增强。

（1）情感症状：情感高涨可表现为轻松、愉快、热情、乐观和兴高采烈等，在他人看来愉快而有感染力。但当要求得不到满足时，患者的情绪可能会很快变为易激惹。也有部分患者以易激惹为主，表现为不能听取一点反对意见，因细小琐事而大发雷霆。

（2）认知症状：患者思维联想活跃，思维和观念难以约束，话多且语速快，滔滔不绝、难以打断，严重者出现思维奔逸，观念飘忽不定，有时容易被误解为思维散漫。患者通常显得过分自信、对外界事物常有自己的看法。患者自我评价过高和夸大，高谈阔论，如认为自己才华出众、出身名门、权位显赫、非常富有、神通广大等。他们的判断力受损，导致花钱大手大脚、挥霍、盲目投资。患者的注意力容易转移，严重者随境转移，难以集中注意于交谈。急性期躁狂患者常无自知力。

（3）意志行为症状：患者的计划、打算增多，并往往伴有夸大、盲目、不切实际的成分。患者可表现为爱好交际、外向、自信。他们常言语诙谐、满篇笑话，但常不合时宜。患者出现性欲亢进、性行为混乱、不加节制。也可能穿着色彩艳丽、修饰夸张，却失之恰当。随着病情发展，患者可能说话声更大、语速更快，伴命令口吻，并变得有攻击性和威胁性。患者活动过多，可能会导致虚脱、衰竭，尤其是年老、体弱及进食差的患者。

（4）生理症状：表现为睡眠减少或根本不睡觉，而患者仍然会感到已经休息好了。而睡眠少或不睡眠又可加重躁狂症状。睡眠减少有可能是躁狂发作的前兆。患者可有交感神经功能兴奋症状，如面色红润、双目有神、心率加快、瞳孔轻度扩大等。不过患者由于自我感觉良好而较少诉说躯体不适。

3. 躁狂伴精神病性症状（Mania with Psychotic Symptoms）

（1）具备上一小节躁狂发作的情感、认知、意志行为、生理症状的特点。

（2）伴精神病性症状：躁狂患者伴精神病性症状，常见的有夸大妄想、被害妄想及关系妄想等，幻觉相对少且短暂。患者精神病性症状内容常与心境高涨等躁狂症状有联系，如夸大基础上认为被他人嫉妒、谋财害命或夸奖等。除了幻觉、妄想、紧张性症状，在 ICD-10 中的"广泛的兴奋和活动过多""显著的精神运动性迟滞"也可被认为精神病性症状。极少数患者出现木僵症状，患者表现为不语不动，面部表情却显得很高兴，缓解后，患者会述说思维联想加快等典型的躁狂思维。

（3）其他症状：少数严重患者可以出现定向障碍、视幻觉等意识障碍方面的表现，称之为谵妄性躁狂。

4. 混合发作

躁狂症状和抑郁症状在一次发作中同时出现，临床上较为少见。通常是在躁狂与抑郁快速转相时发生。发作时躁狂和抑郁症状混合或迅速（在数小时内）交替持续 2 周以上，躁狂和抑郁症状均很突出。以前应有过抑郁或躁狂发作。

【诊断标准 ICD-10】

依据 ICD-10 诊断标准，疾病编码（F30.0）：

1. 轻躁狂发作

（1）情感增高或易激惹，对个体来讲已达到肯定异常的程度，并且持续至少 4 天。

（2）必须具备以下至少三条，且对日常的个人功能有一定影响：

①活动增多或坐卧不宁；

②语量增多；

③注意力集中困难或随境转移；

④睡眠需要减少；

⑤性功能增强；

⑥轻度挥霍，或其他类型轻率的或不负责任的行为；

⑦社交行为增多或过分亲昵（见面熟）。

（3）此种障碍不符合躁狂、双相情感障碍，抑郁发作、环性心境或神经症性厌食的标准。

（4）需除外的最常见情况：此种发作不是由于精神活性物质使用或任何器质性精神障碍所致。

（5）以前至少有 1 次发作符合某一型抑郁标准。

2. 躁狂发作

（1）情感明显增高，兴高采烈，易激惹，对个体来讲已属肯定异常。此种情感变化必须突出且持续至少 1 周（若严重到需要住院则不受此限制）。

（2）至少具有以下 3 条（如果情感仅表现为易激惹，则必须具有 4 条），导致对日常个人功能的严重影响：①活动增多或坐立不安；②言谈增多（"言语急促杂乱"）；③观念飘忽或思维奔逸的主观体验；④正常的社会约束力丧失，以致行为与环境不协调和行为出格；⑤睡眠需要减少；⑥自我评价过高或夸大；⑦随境转移或活动和计划不断改变；⑧愚蠢鲁莽的行为，如挥霍、愚蠢的打算、鲁莽地开车，患者不认识这些行为的危险性；⑨明显的性欲亢进或性行为失检点。

（3）无幻觉或妄想，但可能发生知觉障碍（如主观的过分敏锐，感到色彩格外鲜艳）。

（4）需除外的最常见情况：发作不是由于酒精或药物滥用、内分泌障碍、药物治疗或任何器质性精神障碍所致。

（5）以前至少有 1 次发作符合某一型抑郁标准。

3. 躁狂伴精神病性症状

依据 ICD-10 诊断标准：双相情感障碍，目前为伴有精神病性症状的躁狂发作（F31.2）。

（1）发作符合不伴精神病性症状躁狂（F30.1）除标准 C 之外的标准。

（2）发作不同时符合精神分裂症或分裂 - 情感障碍躁狂型的标准。

（3）存在妄想和幻觉，但不应有精神分裂症标准中所列典型精神分裂性的幻觉和妄想（即不包括完全不可能或文化不相应的妄想，不包括对患者进行跟踪性评论的幻听或第三人称的幻听），常见的情况为带有夸大、自我援引、色情、被害内容的妄想。

（4）需除外的最常见情况：发作不是由于精神活性物质使用或任何器质性精神障碍所致。

（5）以前至少有 1 次发作符合某一型抑郁标准。

注：在此分类下又分为两类：F30.20 躁狂，伴有与心境相协调的精神病性症状（如：夸大妄想，或告之患者有超人能力的声音）；F30.21 躁狂，伴有与心境不相协调的精神病性症状（如：对患者的说话声，内容为无情感意义的话题，或关系、被害妄想）。

4. 混合发作

依据 ICD-10 诊断标准：双相情感障碍，目前为混合状态（F31.6）：

（1）本次发作以轻躁狂、躁狂和抑郁症状混合或迅速交替（即在数小时内）为特征。

（2）至少在 2 周的大部分时间内躁狂和抑郁症状均同时突出。

（3）既往至少有过一次轻躁狂或躁狂发作、抑郁发作或混合性发作。

【鉴别诊断】

1. 药物继发的轻躁狂状态

皮质激素、异磷酰胺（烷化剂，一种抗肿瘤药物）均可诱发（轻）躁狂症状，鉴别时需询问患者服药史，避免误诊。

2. 精神分裂症

在严重躁狂发作期与精神分裂症的鉴别有一定的困难。与精神分裂症相比，躁狂发作常急性起病并快速进展，患者的情绪反应与周围环境具有一定的联系，与内心体验相一致，且富有感染力。一般来说，思维内容不荒谬、具有一定的现实性和可理解性，多有相一致的情绪背景。若伴有精神病性症状，则其出现在情绪症状的高峰阶段，持续时间较短，经过治疗后较快消失。间歇期社会功能保持相对完好，多无残留症状。半数患者有心境障碍家族史。

3. 注意缺陷多动障碍（ADHD）

青少年期双相障碍躁狂发作应与 ADHD 相鉴别，因为两者都有活动过多、行为冲动等表现。但后者发病年龄早，一般开始于儿童期，病程为慢性而非发作性，没有相对明确的开始和结束，无情绪高涨和精神病性症状等特征。双相障碍更具有明显的季节波动性。

4. 分裂情感性精神障碍

许多学者认为分裂情感性精神障碍只是分裂症到情感障碍连续谱的中间部分，而伴精神病性症状的心境障碍的位置与其相邻。根据 ICD-10，分裂情感性障碍为一种发作性障碍，在同一次发作中，明显而确实的情感性症状与分裂性症状同时出现或相差几天，因而发作既不符合精神分裂症亦不符合抑郁或躁狂发作诊断，此时方可作出分裂情感性障碍的诊断。

5. 人格障碍

双相障碍首次发作多在成年初期，症状多呈发作性，间歇性病程。而人格障碍起病于儿童期或青春期，逐渐起病，持续性病程。双相障碍的症状有起病、发展、缓解及消失等变化过程，而人格障碍的表现则是稳定、长期的。

6. 精神活性物质滥用所致的精神障碍

精神活性物质可以导致吸食者出现类似混合发作的精神异常表现，也可诱发双相情感障碍患者出现情感发作。主要依据病史资料和精神活性物质定性进行鉴别。单纯的精神活性物质所致精神障碍既往多无躁狂或抑郁发作史，临床表现不属于典型的情感发作，部分患者出现生动的幻视，转归与精神活性物质吸食有密切的联系，停止吸食后症状也很快消失。而双相情感障碍既往有情感发作史，症状典型，一般没有生动的幻视，转归与精神活性物质吸食联系不紧密。

【治疗原则与方法】

1. 治疗原则　提高临床治愈率，恢复社会功能，提高生活质量，预防复发。

2. 治疗方法

药物治疗：心境稳定剂为基础治疗，原则上推荐两种以上的药物联合治疗。

（1）躁狂发作：①心境稳定剂单药治疗，锂盐或丙戊酸钠。②联合治疗：锂盐＋丙戊酸钠、锂盐＋抗精神病药物、丙戊酸钠＋抗精神病药物。③强化治疗：药物连用基础上部分缓解或无效，加用 ECT 或 MECT。

（2）双相抑郁发作：应回避抗抑郁药物的使用，如患者存在明显的抑郁症状，可在足量心境稳定剂的基础上，给予小剂量的抗抑郁药物，或给予 ECT、MECT。

【中医处理方法】

1.肝郁肾虚证

治法：解郁安神，益肾调气。

主方：滋水清肝饮加减。

2.肝郁脾虚证

治法：疏肝健脾，化痰散结。

方药：逍遥散和半夏厚朴汤加减。

3.肝胆湿热证

治法：清肝利胆，宁心安神。

主方：龙胆泻肝汤加减。

4.心肾不交证

治法：滋阴清心，养脑安神。

主方：黄连阿胶汤和交泰丸加减。

5.心脾两虚证

治法：养心健脾，补益气血。

主方：归脾汤加减。

6.心胆气虚证

治法：益气镇惊，安神定志。

主方：安神定志丸加减。

（韩晓蕾　任夏瑾）

第14章　神经症性障碍

第 1 节　广泛性焦虑障碍

【概述】

广泛性焦虑障碍（Generalized Anxiety Disorder，GAD）是一种慢性的过分的自我不可控制的担忧状态，患者常感紧张不安，与现实处境无关，伴有自主神经功能紊乱，肌肉紧张及运动性不安。患者为此很痛苦，影响社会功能，常以自主神经功能障碍症状就诊。

【问诊策略】

1. 是否持续过度的担忧？

2. 是否有躯体症状？心悸气促、上腹不适、头晕口干等。

3. 是否坐立不安，肌肉紧张，不能轻松？

4. 是否注意力难集中，易怒？

5. 是否入睡困难，多梦？

【诊断要点】

1. 至少数周（通常数月）内存在：

（1）恐慌：缺乏明确对象和具体内容，与现实不符。

（2）运动性不安：坐立不安，紧张性头痛，颤抖，不能放松。

（3）自主神经功能亢进：出汗，心悸，气促，头晕，上腹不适，口干等。

2. 辅助诊断：

（1）SAS 40 分为阳性分界值。

（2）HAMA 14 分为阳性分界值。

（3）HAD 9 分为焦虑抑郁分界值。

【诊断标准 ICD-10】

基本特征为持续且泛化的焦虑，不局限于任何特定的外部环境，症状高度变异，但以下述为主：总感到神经紧张、发抖、肌肉紧张、出汗、头重脚轻、心悸、头晕、上腹不适。患者常述自己或亲人会有疾病或灾难临头。

一次发作中，必须在至少数周（通常为数月）内大多数时间存在焦虑的原发症状，常包含以下内容：①恐慌（为将来的不幸烦恼，感到"忐忑不安"、注意困难）；②运动性紧张（坐卧不宁、紧张性头痛、颤抖、无法放松）；③自主神经活动亢进（头重脚轻、心动过速、呼吸急促、上腹不适、头晕、口干、出汗等）。

【鉴别诊断】

1.躯体疾病　甲状腺疾病，心脏疾病，某些神经系统疾病如脑炎、脑血管病、脑变性病，系统性红斑狼疮等易于出现焦虑症状。对初诊、年龄大、无心理应激因素、病前个性素质良好的患者，尤其要警惕焦虑是否继发于躯体疾病。需行相关实验室及影像学检查，排除器质性疾病。

2.精神活性物质戒断　滥用苯丙胺、可卡因、某些致幻剂及阿片类物质、酒精、咖啡因等，突然中断，恢复使用后焦虑缓解。

3.痴呆　早老性痴呆和老年性痴呆患者会以焦虑为主诉，临床医师常常会忽略其伴随的记忆障碍或将之归咎于注意力不集中。当老年患者伴有焦虑症状时应仔细评估记忆功能，认知功能检查，脑影像学检查。

4.精神疾病　精神分裂症患者可伴有焦虑，只要发现有分裂症症状，就不考虑焦虑症的诊断。抑郁症是最多伴有焦虑的疾病，当抑郁与焦虑严重程度主次分不清时，应先考虑抑郁症的诊断，以防耽误抑郁症的治疗而发生自杀等不良后果。其他神经症性障碍伴有焦虑时，焦虑症状在这些疾病中常不是主要的临床相或属于继发症状。

【治疗原则与方法】

1.治疗原则

（1）综合治疗：药物治疗 + 心理治疗。

（2）长期治疗：广泛性焦虑障碍是慢性易复发的疾病，长期治疗有助于恢复其社会功能、预防复发。

（3）个体化治疗：根据患者年龄、躯体状况、既往用药、有无合并症行个体化治疗。

2. 药物治疗

一线药物：SSRI 类或 SNRI 类，5-HT$_{1A}$ 受体部分激动剂，1~2 周加量。早期可合并 BZD。

（1）SSRI 类：

1）帕罗西汀：10~20mg 开始，逐渐增加剂量，最大剂量 50mg/d。

2）西酞普兰：5~10mg 起始，最大剂量 20mg/d。

3）艾司西酞普兰：10mg 起始，最大剂量 20mg/d。

4）氟西汀：10~20mg 开始，逐渐增加剂量，最大剂量 60mg/d。

5）舍曲林：50mg 开始，逐渐增加剂量，最大剂量 200mg/d。

（2）SNRI 类：

1）文拉法辛：37.5~75mg 开始，逐渐增加剂量，最大剂量 225mg/d。

2）度洛西汀：二线用药，60mg 起始，最大剂量 120mg/d。

（3）5-HT$_{1A}$ 受体部分激动剂：

1）丁螺环酮：10~15mg 起始，分 2~3 次服，第二周 20~30mg，常用剂量 20~40mg/d。

2）坦度螺酮：10~30mg 起始，分 2~3 次服，常用剂量 60mg/d。

（4）BZD：

1）阿普唑仑：0.4~4mg/d。

2）氯硝西泮：0.5~4mg/d。

3）地西泮：4~30mg/d。

4）劳拉西泮 1~6mg/d。

（5）其他药物：

1）SARI（5-HT 受体拮抗和再摄取抑制剂）：曲唑酮 50~100mg/d。

2）TCA（三环类），四环类。β - 受体阻滞剂：普萘洛尔 10~60mg/d，分 3 次服。

3）抗精神病药：小剂量利培酮、喹硫平、奥氮平及齐拉西酮等非典型抗精神病药，用于一线药物效果不理想的患者。

药物治疗时间：急性期治疗 12 周，巩固维持治疗 6~12 个月，最佳治疗剂量 6 个月后可适当减量。长期逐渐减量至停药。

3. 心理治疗

CBT（认知行为治疗）首选，行为治疗（放松训练、暴露技术），精神动力学治疗等。

4. 物理治疗

生物反馈治疗，rTMS（重复经颅磁刺激治疗）等。

【中医处理方法】

1. 穴位电针治疗

百会、上星、神门、内关、足三里、三阴交、太冲穴，10 天为 1 个疗程，共 3 个疗程。

2. 中药

（1）以肝胆论治多以柴胡疏肝散或加味逍遥散为主。

（2）从心论治，多采用酸枣仁汤、磁朱安神汤。

（3）从脾胃论治，常用方剂有甘麦大枣汤、归脾汤，也有使用补中益气汤加减的。

3. 中医穴位按摩

（1）太阳穴：于头部侧面，眉梢和外眼角中间向后一横指凹陷处。

按摩方法：以中指点按，每次一分钟。

（2）日月穴：日月穴位于人体的腹部，当乳头直下，第 7 肋间隙，前正中线旁开 4 寸。

按摩方法：取坐位或仰卧位，拇指螺纹面按于日月穴，其余 4 指放在肋骨上，顺时针方向按揉 2 分钟，手法用力宜适中，以局部有酸胀感和轻度温热感为度。每日两次，每次 3 分钟。

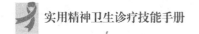

（3）天枢穴：中腹部，肚脐左右两侧三指宽处。

按摩方法：两腿分开自然站立，腿部距离最好能够与肩同宽，然后将手指的指腹按摩天枢穴。在对穴位进行刺激的同时，要用力地挺出腹部，然后缓缓地呼吸，再慢慢地呼气，这个动作反复 5 次左右。除此之外，也可以双腿并拢，全身放轻松地坐在凳子上，对天枢穴进行按压，左腿尽量往上提，再慢慢的收回，然后换成右腿，如此反复 5 次。

（4）安眠穴：安眠穴位于项部，即翳风穴和风池穴边线的中点。也就是，用你的小手指头顶住耳垂，五指并拢，中指压的位置就是安眠穴，它正好在发际里、枕骨的边缘上。

按摩方法：用双手中指指端按揉 2 分钟。具有镇静助眠的作用。在辗转反侧难以入睡时，可以适当按摩安眠穴。轻轻揉安眠穴时，慢慢觉得眼睛有点酸涩、困的感觉，因此有助于人们更容易入睡和提高睡眠质量。

（5）天突：颈部，前正中线上，胸骨上窝中间。

按摩方法：以拇指点按，每次按压十余次。可有效缓解胸闷不适感。

（6）四神聪：在百会前、后、左、右各开 1 寸处，因共有 4 穴，故又名四神聪。

按摩方法：以拇指点按，每穴 1 分钟，每日 3 次。

（7）开天门：从眉心至额上推 24 次。每日 3 次，每次 1 分钟。

（8）推坎宫：在两眉上，自眉头至眉梢成一线，操作方法自眉心沿眉毛向两旁分推，约 30 次，此操作又称"分阴阳"。每日 3 次，每次 1 分钟。

此外，抑郁障碍章节中所介绍的百会、太冲、神门、三阴交、足三里、内关穴均可有效缓解焦虑等神经症症状。

4. 经络刮痧

头部：以头顶（督脉：百会穴）为中心，分别向前（至前额神庭穴）、至后发际边凹处（膀胱经：天柱穴）、左右刮拭（至太阳穴）；

肩部：双侧肩周部（从上向下至肩井穴）；

上肢：双外侧（大肠经：从合谷穴向上至肩部）；疼痛重者加阿是穴（痛处）。

5. 中药调理方法

黄精乌梅茶：黄精 10g，乌梅 5g，煎茶饮用。

佛手玫瑰茶：薄荷 5g，佛手 10g，玫瑰花 5g，沸水冲泡代茶饮。

此外抑郁症章节中的 1、3、5 条可酌情选用。

6. 饮食调理

偏酸甜的食物，可以缓解人们的紧张不安，像西红柿、红薯、山楂、苹果、山里红、赤豆、大枣、芍药花等代茶饮。枸杞也可以食用。

7. 训练呼吸

保持坐姿，身体后靠，双掌放于肚脐上。把肺想象成一个气球，用鼻子长长地吸一口气，把气球充满气，保持 2 秒钟；再用嘴呼气，给气球"放气"，用 4 秒的时间吸气，再用 4 秒的时间呼气，必须每天坚持练习多次。

8. 音乐疗法

戴上耳机，在安静的环境下躺在床上，听一些轻音乐，如《春江花月夜》《苏堤春晓》等。

第 2 节　惊恐障碍

【概述】

惊恐障碍（Panic Disorder，PD）是反复出现、突然发作、不可预测、强烈的惊恐体验，伴以濒死感或失控感的一种急性焦虑障碍。发作时伴有心脏和神经系统症状，历时 5~20 分钟。1 个月内患者持续担心再次发作，出现回避行为。女性较男性常见，平均发病年龄为 25 岁，65 岁后起病非常少见。多就诊于急诊、心内科、呼吸科，反复实验室检查结果阴性。终身患病率 4.7%。起病形式为双峰模式，第一高峰出现于青少年晚期或成年早期，第二高峰出现于 45~54 岁。

【问诊策略】

1. 是否为突然发作的起病形式？

2. 紧张情绪是否产生于某一具体情境？与现实是否相符？

3. 躯体症状如何表现？

4. 发作间期如何？有无回避行为？

5. 症状是否继发于其他因素？如躯体疾病、饮酒或使用活性物质、重型精神疾病等。

【诊断要点】

1. 反复出现无法预期的强烈的害怕或不适感，几分钟内达到高峰。

2. 发作时有明显的自主神经症状、现实或人格解体、濒死感、失控感。

3. 发作间歇期可有恐惧、回避，担心再次发作。

4. 辅助诊断：SAS40 分为阳性分界值。HAMA14 分为阳性分界值。

【诊断标准 ICD-10】

1. 符合神经症诊断标准 ICD-10。

2. 惊恐发作符合以下 4 项：

（1）发作无明显诱因、无相关的特定情境，发作不可预测。

（2）在发作间歇期，除害怕再发作外，无明显症状。

（3）发作时表现为强烈的恐惧、焦虑，明显的自主神经症状，人格解体、现实解体、濒死恐惧，或失控感等痛苦体验。

（4）发作突然开始，迅速达到高峰，发作时意识清晰，事后能回忆。

【鉴别诊断】

1. 躯体疾病　心脏病发作、癫痫、甲亢、嗜铬细胞瘤、低血糖、物质依赖的戒断。

2. 其他焦虑障碍　恐惧症、广泛焦虑障碍。

3. 其他精神障碍　抑郁发作、躯体形式障碍、精神分裂症、癔症等。

【治疗原则与方法】

1. 治疗原则　①综合治疗；②长期治疗；③个体化治疗。

2. 疗程　急性期治疗 12 周，维持期治疗 1 年。

3. 药物　SSRI、SNRI、NaSSA 目前选择较多，TCA 在前类药物失败时作为二线药物，惊恐发作期或治疗初期合并使用 BZD，但 BZD 使用不应超过 3~4 周。

（1）SSRI 类：

1）帕罗西汀：10~20mg 开始，逐渐增加剂量，最大剂量 50mg/d。

2）艾司西酞普兰：10mg 起始，最大剂量 20mg/d。

3）舍曲林：50mg 开始，逐渐增加剂量，最大剂量 200mg/d。

4）氟西汀：10~20mg 开始，逐渐增加剂量，最大剂量 60mg/d。

5）氟伏沙明：50mg 起始，最大剂量 300mg/d。

（2）BZD：

1）阿普唑仑：0.4~2mg/d。

2）氯硝西泮：1~6mg/d。

（3）文拉法辛：75mg 开始，最大剂量 225mg/d。

（4）TCA 类：

1）丙咪嗪：100~150mg/d。

2）氯米帕明：25~150mg/d。

4. 心理治疗　认知行为治疗（每周 1 次，持续 4 个月）。精神动力学治疗。其他如家庭治疗、人际关系治疗等。

【中医处理方法】

1. 心胆气虚者：党参 30g，沙参 30g，丹参 15g，生龙齿 30g，枳壳 12g，五味子 6g，茯苓 30g 为基础方。心肝阴虚者加用：黄连 6g，麦冬 30g。心肝火旺者加用龙胆草 6g，山栀 10g，改党参为太子参 10g。日服 1 剂，分早晚各 1 次，共 4 周。

2. 归脾丸、六君子丸，用于心脾两虚。朱砂安神丸、知柏地黄丸，用于火盛伤阴。

第3节 恐 惧 症

【概述】

恐惧症（Phobia）是过分而不合理地惧怕某种客观事物或情境，伴有自主神经功能紊乱，回避该事物或情境，明知恐惧不合理或过分，但难以控制，因而影响生活。

【问诊策略】

1. 恐惧是否发生于某一具体情境？

2. 恐惧的程度是否与现实情境相符？

3. 有无回避行为？

4. 是否因恐惧导致社会功能障碍？

5. 恐惧情绪与回避行为是否继发于器质性疾病、重型精神疾病？

【诊断要点】

1. 广场恐惧症　处在难以逃离、无法获助的情境中出现焦虑，从而回避这类情境，如独自离家、单独在家、喧闹拥挤的地方，乘公共汽车、火车、飞机、小轿车，在电梯里或桥上。

2. 社交焦虑障碍　在公众场合出现显著且持久的恐惧，惧怕被人审视或负性评价，或担心出丑（包括焦虑症状），常回避社交场合。

3. 特定恐惧　对特定的物体、场景或活动有持续的过分的害怕或回避。

【诊断标准 ICD-10】

1. 符合神经症的诊断标准。

2. 以恐惧为主，需符合以下 4 项

1）对某些客体或处境有强烈恐惧，如广场、闭室、黑暗场所、拥挤的场所、交通工具（如拥挤的船舱、火车车厢）等社交场合。动物（如昆虫、鼠、蛇等）、高处、黑暗、雷电、鲜血、外伤、打针、手术，或尖锐锋利物品等。

2）发作时有焦虑和自主神经症状。

3）有反复或持续的回避行为。

4）知道恐惧过分、不合理，或不必要，但无法控制。

【鉴别诊断】

1. 正常恐惧　健康人面对现实，恐惧症回避现实。

2. 广泛焦虑障碍　恐惧并非针对某一具体情境或对象，常持续存在。

3. 强迫障碍　恐惧源于自己的思想或观念，非外界事物。

4. 疑病障碍　对自身健康过分关注，反复就医、反复检查。

5. 抑郁障碍　可以合并恐惧障碍，诊断需根据症状如符合抑郁障碍，应优先诊断抑郁。

6. 颞叶癫痫　无具体恐惧对象，发作时可有意识障碍，神经系统检查和脑电图有改变。

7. 精神分裂症　回避行为核心为被害、被议论或社会性退缩，无社交动机。

【治疗原则与方法】

1. 治疗原则：①早诊断；②药物治疗联合心理治疗；③全病程治疗。

2. 治疗方法：

（1）认知行为治疗：首选方法（详见第 4 章第 2 节）。

（2）药物治疗：

1）抗抑郁药：SSRI 类药物。

2）BZD：阿普唑仑最常用，2~6 毫克／日。

3）β - 受体阻滞剂。

4）新型抗焦虑药：丁螺环酮 20~30 毫克／日。

（3）联合治疗：心理＋药物治疗是最佳的治疗方法。

【中医处理方法】

1. 心血不足型　归脾汤加减。红参、白术、熟地、茯苓、酸枣仁各 15g，当归、龙眼肉、远志各 12g，黄芪 20g，炙甘草 6g。

2. 肝郁脾虚型　疏肝解郁，逍遥散加味。柴胡、当归、白芍、白术、茯苓、生姜各 15g，香附、郁金各 12g，薄荷、炙甘草各 6g。

3. 肝肾亏虚型　补益肝肾。补肝汤合右归丸加减熟地 20g，山药、山茱萸、菟丝子、枸杞、杜仲各 15g，白芍、当归、木瓜各 12g，炙甘草 6g，肉桂 5g。

4. 痰湿蒙胆型　化痰健脾。温胆汤加味：法半夏、茯苓、竹茹、远志各 15g，合欢皮 12g，陈皮、生姜各 10g，甘草 6g。水煎服，日服 1 剂，中晚饭前 1 小时温服，每次 150ml。

第 4 节　强迫障碍

【概述】

强迫障碍（Obsessive-compulsive Disorder，OCD）是源于自我的强迫思维或强迫行为，自知没有必要，但无法摆脱，感到焦虑和痛苦，影响社会功能。终生患病率 0.8%~3.0%，一般发病年龄 19~29 岁。56%~83% 的强迫障碍患者至少共患一种其他精神障碍，是一种致残性较高的疾病，对婚姻、职业、情感和社会功能都有影响。尽管如此，很多患者却不寻求治疗。

【问诊策略】

1. 是否有很难摆脱的不愉快想法？

2. 是否担心自己会冲动地伤害他人？

3. 是否需要一遍遍地数数、洗手或检查物品？

4. 是否担心自己的某些关于宗教的想法是不正确或是不道德的？

5. 是否在一些关于性的想法方面有困扰？

6. 是否需要做事情强调对称或严格的次序？

7. 房间是否很凌乱？

8. 这些忧虑和行为是否已经干扰到工作、家庭或社会活动？

【诊断要点】

1. 症状　强迫思维或强迫动作，源于自己，令人不快而又加以抵制，一再出现。

2. 时间　存在于连续两周的大多数时间内。

3. 辅助诊断

（1）耶鲁布朗强迫症状量表（Y-BOCS）：轻度，6~15 分；中度，16~25 分；重度，25 分以上。

（2）焦虑、抑郁相关的量表如 SAS、SDS、HAMA、HAMD。

（3）社会功能损害量表（SDSS），简明生活质量幸福与满意度问卷（Q-LES-Q-SF）或 SF-36。

【诊断标准 ICD-10】

连续两周的大多数时间内存在强迫观念或强迫动作，或两者并存。

1. 强迫思维或冲动必须是患者自己的。

2. 至少有一种思维或动作被患者抵抗着。

3. 实施动作的想法令患者不快（为缓解紧张或焦虑视为不愉快）。

4. 想法、表象或冲动令人不快的现象一再出现。

【鉴别诊断】

1. 抑郁障碍　鉴别主要根据哪种症状是原发并占主要地位而定。

2. 广泛焦虑障碍　是一种模糊而困扰的不祥预感，内容广泛、多不固定，也很少有自我抵抗的感觉。

3. 精神分裂症　患者无自知力，对强迫症状无痛苦体验，淡漠处之。有精神分裂症的特征性症状。

4. 强迫型人格障碍　强迫是人格或者性格上的特征，是随着性格形成而发展出来的。自我和谐，认为其行为方式合理，没有心理冲突。

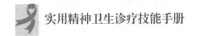

5. 其他有刻板行为的疾病　继发于躯体疾病或者药物所致的刻板行为都需要和强迫障碍相鉴别，一般能从躯体疾病病史和用药历史中发现证据。

【治疗原则与方法】

1. 治疗原则　药物和（或）心理治疗的综合长期治疗，个体化原则。

2. 治疗方法

（1）药物：急性期治疗 10~12 周，效果好可以进入维持期治疗 1~2 年。

1）一线药物：

舍曲林：50mg/d 起始，最大剂量 200mg/d。

氟西汀：20mg/d 起始，最大剂量 80mg/d。

氟伏沙明：50mg/d 起始，最大剂量 300mg/d。

帕罗西汀：20mg/d 起始，最大剂量 60mg/d。

2）二线药物：

氯米帕明 25mg/d 起始，最大剂量 250mg/d。通常要经过一种或者两种 SSRIs 药物治疗无效后才使用氯米帕明。

3）联合用药治疗：

主张单一用药，当足量足疗程的单药治疗效果不好时，可以联合用药治疗。SSRIs 联合抗精神病药物可以增加疗效。常用的有利培酮 0.5~6mg/d、喹硫平 150~450mg/d、奥氮平 6-10mg/d 和阿立哌唑 5~20mg/d。氯米帕明与 SSRIs 的联合用药其安全性有劣势。BZD 类也被用于 SSRIs 的联合用药治疗，但只是改善了焦虑症状。丁螺环酮、普萘洛尔（7.5mg）也可作为 SSRIs 的联合用药，但证据欠充分。

（2）心理治疗：是个人或团体的 CBT 的一线治疗，主要技术有暴露和反应预防。

（3）其他治疗：

1）改良电休克治疗（MECT），不推荐用于强迫障碍的治疗；但患有 MECT 适应证的疾病（如重度抑郁障碍、不可控制的双相情感障碍躁狂发作、精神分裂症）时会考虑治疗的可能性。

2）重复经颅磁刺激（rTMS），可以进行脑深部电刺激（DBS）。

【中医处理方法】

1. 平肝益胆汤：珍珠母 24g、丹参 10g、元参 10g、朱寸冬 10g、远志 6g、菖蒲 6g、五味子 6g、甘草 6g、炒山栀 6g、胎菊 10g、竹茹 10g，自煎取汁，2 次 / 日，口服，每次 300ml。

2. 泻肝安神丸、龙胆泻肝丸，用于肝火上炎、灼伤心神；人参归脾丸、补心丹，用于心脾不足、气血两亏；知柏地黄丸、河车大造丸，用于心肾不交、阴虚火炎；柏子养心丸、朱砂安神丸，用于心脾受损、阴液不足。

第 5 节　分离性障碍

【概述】

分离性障碍（Dissociative Disorders）又称分离（转换）障碍，旧称"癔症"，是一类由精神因素作用于易患个体引起的精神障碍。共同特点是部分或完全丧失了对过去记忆、身份意识、即刻感觉以及身体运动控制四个方面的正常整合。症状多样，无器质性疾病损害体征。症状有夸大、做作或富有情感色彩，可由暗示或自我暗示诱发，也可由暗示而消失，有反复发作倾向。发病率 3.55‰，首发年龄 20~30 岁，40 岁后初发者少见。

【问诊策略】

1. 建立良好的医患关系：尊重患者，避免激惹性语言，同时不能无原则迁就患者的不恰当行为，要灵活而不生硬。

2. 了解性别、发病年龄。

3. 询问应激事件，症状出现与应激事件有时间上的联系。

4. 掌握性格特点：情绪不稳定、易接受暗示、自我中心性、富于幻想。

5. 症状特点：分离性遗忘、分离性木僵、分离性漫游、分离性附体、分

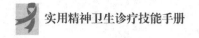
离性感觉运动障碍。

【诊断要点】

1. 临床表现　复杂多样，可以精神障碍、躯体障碍或其他特殊形式表现。

2. 应激事件　起病与应激事件有明确联系，常反复迁延。

3. 性格特征　情绪不稳定、易接受暗示、自我中心性、富于幻想。文化水平低、迷信观念重的青春期或更年期女性更易发生。

4. 表现为自我意识障碍者，具有发作性，发作后意识迅速恢复。

5. 表现为躯体症状者，缺乏相应器质性损害的病理基础。

6. 症状发作有利于摆脱困境、发泄情绪、博取同情或注意、得到支持或补偿等特点，而患者常否认。

【诊断标准 ICD-10】

1. 存在以下障碍之一：

（1）分离性遗忘。

（2）分离性漫游。

（3）分离性木僵。

（4）分离性附体状态。

（5）分离性感觉和分离性运动障碍。

（6）其他分离性障碍。

2. 没有可以解释症状的躯体疾病。

3. 症状与应激性事件、问题或紊乱有明确的联系（即使患者否认这一点）。

【鉴别诊断】

1. 急性应激障碍　不具有癔症的人格特点，与应激事件的关系更紧密，缺乏暗示性，无反复发作性。

2. 神经系统疾病　神经系统检查、实验室和影像学检查有阳性体征。

3. 精神分裂症　精神分裂症患者症状多与外界环境没有相应联系。

【治疗原则与方法】

1. 治疗原则

（1）建立良好的医患关系，禁忌过多讨论发病原因。

（2）以消除症状为主。

（3）不鼓励症状残留。

2. 治疗方法

（1）心理治疗：十分重要。

1）暗示疗法。

2）个别心理治疗。

3）系统脱敏疗法。

4）分析性心理疗法。

5）家庭治疗。

（2）药物治疗：苯二氮䓬类，SSRI 类，非典型抗精神病药等。

（3）物理治疗。

【中医处理方法】

中药结合针刺方法治疗分离转换障碍。中药采用逍遥散辨证加减，每日一剂。针刺采用毫针并留针连通电针仪治疗，连续两周为 1 个疗程。药物组成：当归 15g、芍药 15g、柴胡 12g、白术 15g、茯苓 15g、薄荷 6g、甘草 10g、生姜 3 片。针刺每次留针 20 分钟，频率每次 60~80 分钟。

【病例分析】

1. 病例介绍　男性，42 岁，高管。因反复发作性胸憋气紧，恐惧 1 年，加重 2 个月余入院。一年多前完成公司的一项重要任务时，带领团队夜以继日，身心疲惫。一次深夜开完会后突然出现心慌心悸，呼吸困难，极度恐惧，大汗淋漓，诉好像"周围没有空气了""天要塌下来了""自己要死掉了"。家人拨打"120"电话，10 多分钟后急救人员赶到，患者感觉舒服多了。到医院急诊心电图和血生化检查，并未发现有明显异常。此后患者工作不像以前紧张忙碌，但工作清闲甚至在晚上睡觉时会经常发作，每次发作十多分钟，程度较首次轻，多表现为突然心慌、胸闷，出现频死感，抓住家人或同事的手不放，并让他们赶快拨打"120"，经常是上了救护车或到了医院急诊科症状缓解。为此去过多家三甲医院神经内科、心内科就诊，做过多项检查，服用多种药物，并无明显效果。近2个月心情差，无心工作，入睡困难，睡眠轻浅，噩梦多，食欲一般。

性格要强，急躁。平素身体健康，注重健身。无食物药物过敏史。无家族精神病史，母患高血压病。

体格检查无异常发现。

精神检查：意识清晰，衣着适时，年貌相符，身体健壮，接触合作。情感协调，自述病史，发作性的感觉异常：胸闷心悸、呼吸困难，伴有出汗，强烈的濒死体验，恐惧感。发作过后躯体感觉消失，恐惧担心存在。情绪低落，因担心身体状况无法安心工作，不敢从事健身活动。未引出幻觉妄想。自知力存在。

心电图，心脏彩超、24小时动态心电图、血生化检查无异常。HAMA 42分，HAMD 34分。

2. 病情分析 患者症状表现为反复出现的恐惧不适体验，无法预测，躯体神经症状明显，濒死体验，发作过后的回避行为，社会功能受损，HAMA评分异常，排除器质性疾病，无精神活性物质使用史，诊断惊恐障碍。给予 SSRI 类如帕罗西汀 20mg/d，早饭后服用，劳拉西泮 0.5mg，每天 3 次，口服。rTMS 治疗每周 5 次，认知行为治疗每周 1 次。患者心烦减少，仍担心明显，发作性心悸、出汗、胸闷。1 周后帕罗西汀 30mg/d，2 周后患者担心恐惧症状明显减轻。HAMA19 分。

3. 医生忠告 过度关注躯体症状，反复检查，阴性结果时未关注到心理层面问题，不能及时就诊精神心理专业，导致患者病程延长，社会功能下降，心理痛苦加重。无论患者还是医生都应该从生物 - 心理 - 社会医学模式理解症状，不要讳疾忌医。

（王继红）

第 6 节　躯体形式障碍

【概述】

躯体形式障碍（Somatoform Disorders）是一种以持久担心或相信各种躯体症状的优势观念为特征的神经症。患者因这些症状反复就医，各种医学检查的阴性结果和医生的解释均不能打消他们的疑虑。虽然可能存在一些躯体情况，但它们并不能解释患者所有的症状的性质和程度。

【病因】

目前躯体形式障碍的病理机制不明，可能与多种因素有关。

1. 精神分析理论：弗洛伊德认为，躯体症状来源于童年期的冲突，在成年后成为不当防御机制的一部分。

2. 述情障碍：又或称为"情感表达不能"。具有述情障碍的患者由于各种原因导致其不能适当地表达情绪、内心情感，而导致躯体症状。

3. 行为模式：Fordyce 认为躯体不适症状存在操作性学习模式，即持续的躯体不适因为继发性获益而被强化。

4. 人格理论："神经质"的个性。

5. 躯体形式障碍的患者可能存在前额叶的功能失调。

【问诊策略】

1. 耐心细致的倾听患者的躯体不适主诉，对于患者出示的各种检查结果要表示支持和同情。

2. 详细询问患者的躯体不适症状。

3. 要对患者的焦虑、抑郁等不良情绪进行评估。

4. 问诊过程中不要急于让患者承认躯体不适或疑病是不可信的。

【诊断要点】

1. 躯体化障碍

（1）躯体症状多种多样、经常变化，可涉及身体的任何系统和器官。

（2）常为慢性波动性病程。

（3）往往伴随有家庭、人际或社会交往方面的障碍。

（4）起病多于成年早期，女性多于男性。

（5）根据特殊体征、症状及实验室检查的阳性结果与内科疾病相鉴别，注意不可漏诊与内科疾病共病的患者。

2. 疑病症

（1）患者对自身状况过于关注。

（2）对于生理现象或轻度的异常感觉作出疾病解释。

（3）在缺乏根据的情况下，有着牢固的疑病观念，但注意要与疑病妄想鉴别。

（4）患者存在反复就医及反复医学检查的行为，但正常结果和医生的解释均不能解除患者的怀疑。

【诊断标准 ICD-10】

1. 躯体化障碍

是一种以多种多样、经常变化的躯体症状为主的神经症。症状可涉及身体的任何系统或器官，最常见的是胃肠道不适（如疼痛、打嗝、反酸、呕吐、恶心等），异常的皮肤感觉（如瘙痒、烧灼感、刺痛、麻木感、酸痛等），皮肤斑点，性及月经方面的主诉也很常见，常存在明显的抑郁和焦虑。常为慢性波动性病程，常伴有社会、人际及家庭行为方面长期存在的严重障碍。女性远多于男性，多在成年早期发病。

（1）符合躯体形式障碍的诊断标准。

（2）以多种多样、反复出现、经常变化的躯体症状为主，在下列4组症状之中，至少有2组共6项：①胃肠道症状，如腹痛、恶心、腹胀或胀气、嘴里无味或舌苔过厚、呕吐或反胃、大便次数多、稀便或水样便；②呼吸循环系症状，如气短、胸痛；③泌尿生殖系症状，如排尿困难或尿频、生殖器或其周围不适感、异常的或大量的阴道分泌物；④皮肤症状或疼痛症状，如瘢痕、肢体或关节疼痛、麻木或刺痛感。

（3）体检和实验室检查不能发现躯体障碍的证据，能对症状的严重性、变异性、持续性或继发的社会功能损害作出合理解释。

（4）对上述症状的优势观念使患者痛苦，不断求诊或要求进行各种检查，但检查结果阴性和医生的合理解释均不能打消其疑虑。

（5）如存在自主神经活动亢进的症状，但不占主导地位。

（6）常伴有社会、人际及家庭行为方面长期存在的严重障碍。

（7）符合症状标准和严重标准至少已 2 年。

（8）排除精神分裂症及其相关障碍、心境精神障碍、适应障碍或惊恐障碍。

2. 疑病症的临床表现

是一种以担心或相信患严重躯体疾病的持久性优势观念为主的神经症，患者因为这种症状反复就医，各种医学检查结果阴性和医生的解释均不能打消其疑虑。即使患者有时存在某种躯体障碍，也不能解释所诉症状的性质、程度或患者的痛苦与优势观念，常伴有焦虑或抑郁。对身体畸形（虽然根据不足）的疑虑或优势观念也属本症。本障碍男女均有，无明显家庭特点（与躯体化障碍不同），常为慢性波动性病程。

【症状标准】

（1）符合神经症的诊断标准。

（2）以疑病症状为主，至少有下列 1 项：

①对躯体疾病过分担心，其严重程度与实际情况明显不相符；②对健康状况，如通常出现的生理现象和异常感觉作出疑病性解释，但不是妄想；③牢固的疑病观念，缺乏根据，但不是妄想。

（3）反复就医或要求医学检查，但检查结果阴性和医生的合理解释均不能打消其疑虑。

（4）社会功能受损。

（5）符合症状标准至少已 3 个月。

（6）排除躯体化障碍、其他神经症性障碍（如焦虑、惊恐障碍或强迫症）、抑郁症、精神分裂症、偏执性精神病。

【治疗原则与方案】

1. 治疗原则：建立良好的医患关系是治疗成功的关键。

2. 治疗方案：

（1）心理治疗

1）对于患者要耐心细致，与患者建立良好的医患关系。

2）不要过早要求患者承认症状与心理因素的关系。

3）不要否认患者的躯体症状或对疾病的怀疑。

4）在获得患者信任的基础上，逐步引导患者认识疾病的本质。

（2）药物治疗

1）尽早使用抗焦虑、抗抑郁药物，如帕罗西汀 20~40mg，每日 1 次、文拉法辛缓释胶囊 75~225mg，每日 1 次。

2）治疗前要告知患者服药后可能出现的不良反应，以解除患者担心。

3）治疗方案要注意个体化、足量，治疗要有巩固及减药过程，不可急于停药。

【中医处理方法】

1. 服用疏肝解郁汤：柴胡 6g、香附 10g、广郁金 10g、白蒺藜 10g、川芎 10g、王不留行 10g、路路通 10g、陈皮 10g、半夏 10g、茯苓 15g。

2. 九味镇心颗粒，每袋 6g，每日 3 次，餐后口服。

（任夏瑾）

第15章　应激相关障碍

应激障碍（Stress Disorder，SD）是指人在心理、生理上不能有效应对自身由于各种突如其来的、并给人的心理或生理带来重大影响的事件，如天灾人祸、传染病流行、重大交通事故等灾难发生所导致的各种心理生理反应。应激障碍症也叫做应激相关障碍，主要包括急性应激障碍、创伤后应激障碍、适应障碍三大类。

第 1 节　急性应激障碍

【概述】

急性应激障碍（Acute Stress Disorder，ASD）是指个体在突然遭遇强烈的精神应激后（1 小时内）出现的、持续时间在 1 周内的一过性应激反应，ICD-10 又称急性应激反应。交通事故、水灾、被强奸、被抢劫、突然得知患严重的躯体疾病、亲友突然死亡等许多突发的应激性事件都可能成为病因。但突然遭遇精神应激事件后是否出现急性应激障碍及障碍的严重程度取决于个体的易感素质和心理应付方式。

【病因】

以急剧、严重的精神打击作为直接原因。如自然灾害，战争，失火，被强奸，受到人身攻击或人格侮辱等。

【问诊策略】

1.医生应采取尊重、平等、耐心、亲切的态度倾听患者及家属。

2.详细询问患者是否存在器质性疾病或持续的躯体不适症状。

3.因疾病特点，有时可能需要策略、技巧性询问病史，甚至需要暂停询问病史，以照顾患者情绪。

【诊断要点】

1.是否存在异乎寻常的精神刺激原因，是否起病迅速。

2.强烈的情绪反应：大哭，狂笑，可以为精神运动性兴奋（冲动性行为、自伤）、精神运动性抑制（发呆、缄默、木僵）。

3.意识范围可狭窄，注意力不集中，否认、回避，甚至短暂性失忆。

4.可出现精神病性症状，以妄想和严重情感障碍为主，与应激源相关。

5.排除癔症、器质性精神病、非成瘾性物质所致精神障碍及抑郁症。

6.该病病程短暂，一般持续数小时至 1 周，通常在 1 个月缓解。如果 1 个月仍未好转，则考虑创伤后应激障碍。

【诊断标准 ICD-10】

异乎寻常的应激源的影响与症状的出现之间必须有明确的时间上的联系。症状即使没有立刻出现，一般也在几分钟内出现。此外，症状还应：

1.表现为混合性且常常是有变化的临床表现，除了初始阶段的茫然状态外，还可有抑郁、焦虑、愤怒、绝望、活动过度、退缩，且没有任何一类症状持续占优势。

2.如果应激性环境消除，症状可迅速缓解。如果应激持续存在或具有不可逆转性，症状一般在 24~48 小时开始减轻，并且大约在 3 天后逐渐变得轻微。

本诊断不包括那些已符合其他精神科障碍标准的患者所出现的症状突然恶化的情况。但是，既往有精神科障碍的病史不影响这一诊断的判断。

【治疗原则与方案】

1.治疗原则　心理治疗与药物治疗并重。

2.治疗方案

（1）心理治疗：由于本病由强烈的应激性生活事件引起，心理治疗具有重要的意义。让患者摆脱创伤环境，避免进一步的刺激是首要的。建立良好的医患关系，进行支持和陪伴。在进行治疗中可主要运用认知行为治疗如焦虑管理训练、认知治疗等，眼动脱敏和信息再加工治疗，在治疗过程中还可以运用蝴蝶拍、保险箱、安全岛、空中花园等技术。

（2）药物治疗：主要是对症治疗，但在急性期也是采取的措施之一，一般根据患者出现的焦虑、抑郁、精神病性症状，对症治疗。适当的药物可以使患者症状较快地获得缓解，便于心理治疗的开展和奏效。

1）焦虑症状：可以给予劳拉西泮片，剂量可从 1mg/d，增量为 3mg/d。奥沙西泮片剂量可从 15mg/d，增量为 45mg/d。当症状得到控制后，这两种药物需要逐渐减量到停用，不能长期应用。坦度螺酮也可缓解焦虑，但起效较苯二氮䓬类药物慢，成瘾性较低，剂量（30~40mg/d）。

2）抑郁症状：可以给 SSRI 类药改善症状，剂量可参考抑郁发作的药物剂量。如果为年龄小于 18 岁的少年儿童，则多考虑应用舍曲林或西酞普兰等较温和的药物，剂量也应尽量减小。

3）睡眠障碍：可以给予唑吡坦（每晚 10mg）或右佐匹克隆（每晚3mg），如还未改善可酌情加用曲唑酮片，注意血压问题，尤其是年老患者，剂量不宜过大，可从 12.5mg 开始。如非必要，尽量减少苯二氮䓬类药物的使用。

4）精神病性症状：可以根据患者的情况选择药物，但总体而言，新型抗精神病药物更安全。奥氮平、利培酮、喹硫平、阿立哌唑等都为首选，年龄偏小或偏大的患者可选用阿立哌唑；体型瘦弱，食欲欠佳的患者可选用奥氮平；对于体重偏胖，有代谢综合征的患者则要减少奥氮平的应用。

第 2 节 创伤后应激障碍

【概述】

创伤后应激障碍（Post Traumatic Stress Disorder，PTSD）的发生与很多因素相关联，这些因素主要分为家庭、社会心理因素（如性别、年龄、种族、婚姻状况、经济状况、社会地位、工作状况、受教育水平、应激性生活事件、个性特征、防御方式、童年期创伤、家庭暴力、战争、社会支持等）和生物学因素（如遗传因素、神经内分泌因素、神经生化因素等）。其中重大创伤性事件是 PTSD 发病的基本条件，具有极大的不可预期性。

【病因】

异乎寻常的精神创伤性事件是 PTSD 发生的必备条件，这类事件包括地震、洪水等巨大的自然灾害，战争、严重的突然事件、被强奸或受到严重的躯体攻击等，其强度几乎使每个人都产生很深的痛苦，但最终只有部分人出现 PTSD。

【问诊策略】

1. 医生应采取尊重、平等、耐心、亲切的态度倾听患者及家属的叙述。

2. 详细询问患者是否存在器质性疾病或持续的躯体不适症状。

3. 根据疾病特点，有时可能需要策略、技巧性询问病史，甚至需要暂停询问病史，以照顾患者情绪。

4. 在治疗的初期需要耐心陪伴，在建立了足够的信任关系后，才能更好地开展治疗。

5. 创伤后应激障碍的患者的心理治疗需要非常专业的心理治疗师来长期治疗，所以在开展时需慎之又慎！

【诊断要点】

PTSD 的核心诊断要点为，创伤性再体验症状、回避和麻木类症状、警觉性增高症状。

1. 创伤性再体验症状　患者的思维、记忆或梦中反复、不自主地涌现与创伤有关的情境或内容，也可出现严重的触景生情反应，甚至感觉创伤性事件好像再次发生一样。

2. 回避和麻木类症状　患者长期或持续性地极力回避与创伤经历有关的事件或情境，拒绝参加有关的活动，回避创伤的地点或与创伤有关的人或事，有些患者甚至出现选择性遗忘，不能回忆起与创伤有关的事件细节。

3. 警觉性增高症状　过度警觉、惊跳反应增强，可伴有注意力不集中、激惹性增高及焦虑情绪。

4. 其他症状　还可出现滥用成瘾物质、攻击性行为、自伤或自杀行为等，同时抑郁症状也是很多 PTSD 患者常见的。

【诊断标准 ICD-10】

本障碍的诊断不宜过宽。必须有证据表明它发生在极其严重的创伤性事件后的 6 个月内。但是，如果临床表现典型，又无其他适宜诊断（如焦虑或强迫障碍，或抑郁）可供选择，即使事件与起病的间隔超过 6 个月，给予"可能"诊断也是可行的。除了有创伤的依据外，还必须有在白天的想象里或睡梦中存在反复的、闯入性的回忆或重演。常有明显的情感疏远、麻木感，以及回避可能唤起创伤回忆的刺激。但这些都非诊断所必需。自主神经紊乱、心境障碍、行为异常均有助于诊断，但亦非要素。

【治疗原则与方案】

1. 治疗原则　心理治疗与药物治疗并重，药物对症处理各种应激障碍后的情绪及精神问题。

2. 治疗方案

（1）心理治疗：由于 PTSD 是由异乎寻常的心理创伤引起，故心理治疗是根治 PTSD 最为有效的方法。常用于 PTSD 的心理治疗有认知行为治疗、催眠治疗、眼动脱敏再加工，精神分析疗法等。需在与患者建立充分信任的治疗关系后，再开展第二步治疗。

（2）药物治疗：对于缓解患者的症状，加强心理治疗的效果是肯定的，两者的联合使用应该成为第一选择。

1）焦虑症状：可以给予劳拉西泮片，剂量可从 1mg/d，增量为 3mg/d。奥沙西泮片剂量可从 15mg/d，增量为 45mg/d。当症状得到控制后，这两种药物需要逐渐减量到停用，不能长期应用。坦度螺酮也可缓解焦虑，但起效较苯二氮䓬类药物慢，成瘾性较低，剂量（30~40mg/d）。

2）抑郁症状：目前 SSRI 类药物为首选，剂量可参考抑郁发作的药物剂量。如果为年龄小于 18 岁的少年儿童，则多考虑应用舍曲林或西酞普兰等较温和的药物，剂量也应尽量减小。

3）睡眠障碍：可以给予唑吡坦（每晚 10mg）或右佐匹克隆（每晚 3mg），如还未改善可酌情加用曲唑酮片，注意血压问题，尤其是年老患者，剂量不宜过大，可从 12.5mg 开始。如患者闪回严重，夜间睡眠差，必要时可给予苯二氮䓬类药物。

4）精神病性症状：可以根据患者的情况选择药物，但总体而言，二代抗精神病药物更安全。奥氮平、利培酮、喹硫平、阿立哌唑等都为首选，年龄偏小或偏大的患者可选用阿立哌唑；体型瘦弱，食欲欠佳的患者可选用奥氮平；对于体重偏胖，有代谢综合征的患者则要减少奥氮平的应用。剂量可参考精神分裂症的药物剂量使用。

【中医处理方法】

1. 针灸治疗　以辨证为前提，为患者制定相应的"理、法、方、穴、术"，通过疏通经络，扶正祛邪以达到调和阴阳治疗疾病的目的。针刺选用醒脑开穴安神宁心的穴位，如四神聪、百会、神庭、风池等。

2. 中药治疗　可选用养血安神类中药方剂。

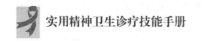

第 3 节 适应障碍

【概述】

适应障碍（Adjustment Disorder）指个体对某些应激性生活事件不能适应而产生的超出常态的反应性情绪障碍或适应性不良行为，导致社会功能受损，十分痛苦，持续时间相对较短，随着应激性生活事件的消除或个体适应能力的改善而恢复（不超过 6 个月）。

【病因】

1. 社会心理因素　生活环境和家庭的变迁、人际关系恶化、工作和学业受挫、亲友死亡等，某些因素还带有特定的时期如新婚期、毕业生求职，离退休后适应新的生活规律等。

2. 个性因素　对于同样的应激源许多人都能顺利处置，无任何异常反应，而适应障碍患者却出现精神障碍，说明个人的易感性对适应障碍的发生有重要作用。但应该肯定的是，如果没有应激源，也就不会发生适应障碍。另外，社会适应能力欠佳，应付方式生硬和单调及个体遭受应激时的生理状况处于相对较弱的状态时，也易产生适应障碍。

【问诊策略】

1. 医生应采取尊重、平等、耐心、亲切的态度倾听患者及家属的叙述。

2. 详细询问患者是否存在器质性疾病或持续的躯体不适症状。

3. 因适应障碍患者的性格多敏感，胆小，治疗初期需要耐心陪伴，在建立了足够的信任关系后，才能更好地开展治疗。有时可能需要策略、技巧性询问病史，照顾患者情绪。

【诊断要点】

1. 有明显的生活事件出现，一般是生活工作环境的改变或个人社会地位的改变。有一定的人格特征，患者性格内向，敏感，适应能力差等。

2.通常以情绪障碍为主，如抑郁、焦虑以及与之有关的躯体症状，也可以适应不良的品行障碍为主。

3.症状的严重程度也不一定与应激源的程度相一致。一般而言，症状的表现及严重程度主要取决于患者的病情个性特征。病程一般不超过 6 个月。若应激源持续存在，病程可能延长、不论病程长短、起病急缓，预后都是良好的，尤其是成年患者。

【诊断标准 ICD-10】

诊断有赖于认真评价以下关系：

1.症状的形式、内容、严重度。

2.既往病史和人格。

3.应激性事件、处境或生活危机。

必须清楚确定上述第三个因素的存在，并应有强有力的证据（尽管可能带有推测性）表明，如果没有应激就不会出现障碍。如果应激源较弱，或者不能证实时间上的联系（不到 3 个月），则应根据呈现的特征在它处归类。

【治疗原则与方案】

1.治疗原则　重点心理治疗，可辅以药物治疗改善情绪。

2.治疗方案

（1）心理治疗：主要方法有支持性心理治疗、认知行为治疗，同时团体小组心理治疗也会对患者有很大的帮助。

（2）药物治疗：对适应障碍的患者，药物治疗不作为首选的方法，主要用于症状严重者或加强心理治疗的效果，可根据具体病情或患者的主要症状酌情选用抗抑郁药或抗焦虑药。

1）焦虑症状：可以给予劳拉西泮片治疗，剂量可从 1mg/d，增量为 3mg/d。奥沙西泮片剂量可从 15mg/d，增量为 45mg/d。当症状得到控制后，这两种药物需要逐渐减量到停用，不能长期应用。坦度螺酮也可缓解焦虑，但起效较苯二氮䓬类药物慢，成瘾性较低，剂量（30~40mg/d）。

2）抑郁症状：目前 SSRI 的药物为首选，剂量可参考抑郁发作的药物剂量。如果为年龄小于 18 岁的少年儿童，则多考虑应用舍曲林或西酞普兰等较温和的药物，剂量也应尽量减小。

3）睡眠障碍：可以给予唑吡坦（每晚 10mg）或右佐匹克隆（每晚 3mg），如还未改善可酌情加用曲唑酮片，注意血压问题，尤其是年老患者，剂量不宜过大，可从 12.5mg 开始。除非必要，尽量减少苯二氮䓬类药物的使用。

【病例分析】

1. 病例介绍　孙某某，男性，15 岁。在学校课间休息时，被 3 个同学用书包带勒住脖子，用胶带封住嘴，患者用手抓住书包带挣扎，无法呼喊救命，后被其他同学告知老师，得以解脱。立即前往当地医院就诊，经检查发现，脖子上勒痕明显，眼睛充血严重。建议回家休息。患者回家后神志不清，当天夜里不敢睡眠，总被噩梦惊醒，大声呼救、喊叫。全身发抖，不敢上学，不愿提及和面对伤害自己的同学。

2. 病情分析　该患者经过较严重的精神应激事件后，迅速出现一系列的症状：神志不清，当天夜里不敢睡眠，总被噩梦惊醒，大声呼救、喊叫。全身发抖，不敢上学，不愿提及和面对伤害自己的同学。因时间很短。故考虑为急性应激障碍，如果随着时间的延长，超过 1 个月，症状仍没有缓解，则需考虑诊断创伤后应激障碍。

3. 医生忠告　应激障碍后的患者需要及时就医，沉浸于过去的伤痛中不是你的责任，走出过去，重新适应社会，认真生活才是你的责任，心理治疗的支持和陪伴，以及药物治疗，可以帮助患者走出阴霾，重回健康。

（王　欣）

第16章　进食障碍

【概述】

进食障碍（Eating Disorders）是一种与心理因素相关的生理障碍，以反常的进食行为为显著特征的一组综合征。主要包括神经性厌食、神经性贪食和神经性呕吐。常与遗传、神经内分泌异常、心理社会因素有关。

第 1 节 神经性厌食

【病因】

神经性厌食（Anorexia Nervosa）的明确病因并不清楚，可能与以下因素有关。

1. 遗传因素 研究表明神经性厌食与遗传因素相关，神经内分泌功能和神经递质的改变也可能与神经性厌食的发病有关。

2. 社会因素 现在的社会背景比较推崇女性身材苗条，追求"骨感美"。同时现在的学习工作过度紧张、生活中的慢性应激、环境的改变等都可能成为神经性厌食的诱因。

3. 心理因素 神经性厌食症的患者往往有自我评价低、追求完美的性格特征。

4. 家庭因素 紧张的家庭关系、家长的过度关注或者忽视都可能与神经性厌食的发病有关。

【问诊策略】

1. 询问病史要耐心细致。

2. 要注意与一般内科疾病和抑郁发作的鉴别。

3. 询问患者对进食的态度和行为。

4. 了解患者控制体重的方式以及对于体重的认知。

5. 注意观察患者的躯体症状，如皮肤黏膜苍白、毛发干枯、指甲脆弱等。

6. 对于青春期的患者要注意观察是否有生长发育迟滞甚至生长停止的表现，如女性乳房不发育并伴有原发性闭经，男性生殖器官发育迟缓，呈幼稚状。

7. 要注意患者的消瘦程度、营养缺乏的状态。

8. 了解自发控制进食的时间。

【诊断要点】

1. 有拒绝进食的表现。

2. 有进食后催吐、导泄、过度运动、服用利尿剂等防止体重增加的行为。

3. 非理性地害怕发胖，拒绝保持与身高相对应的体重的最低标准。

4. 体重明显减轻，可以看见患者皮肤黏膜苍白、头发干枯发黄等征象。

5. 上述症状持续至少 3 个月。

6. 确定是否存在生活中的应激事件。

7. 评估拒绝饮食对目前患者身体状况的影响。

8. EDI-1 量表可能有助于神经性厌食症的诊断。

【诊断标准 ICD-10】

根据 ICD-10，必要的诊断标准有：

1. 明显的体重减轻比正常平均体重减轻 15% 以上或者 MBI 为 17.5kg/m^2 或更低。

2. 主动限制饮食，导致体重减轻。

3. 采用各种方法避免体重增加。如减少进食、过度运动、导泄、催吐，服用利尿剂等。

4. 常有非理性地害怕发胖的超价观念，拒绝保持与身高相对应的最低体重。

5. 常有内分泌紊乱，女性表现为闭经，男性表现为性欲减退。

6. 症状至少已持续 3 个月。

7. 可以排除躯体疾病所致的体重减轻，如消化系统肿瘤等。

【治疗原则及方法】

1. 治疗原则　个性化治疗。帮助患者扭转不正确的减轻体重的观念，减轻对进食的恐惧，树立正确的饮食观念，养成合理的饮食习惯。找到不良情绪的正确应对方法。必要时可配合药物治疗。

2. 治疗方案　营养支持，药物治疗和心理治疗相结合。

（1）营养支持：神经性厌食的患者往往因为过度节食和减肥使全身营养状况极差，因此应该积极纠正患者的营养不良和水、电解质的紊乱。增加患者的体重，但是增加体重通常要与心理治疗相结合。如果不改变患者对于进食的歪曲认知和对体重增加的恐惧，让患者自愿进食从而增加体重是很困难的。

（2）心理治疗

1）认知行为治疗：纠正患者对于进食和体重的歪曲认知，让患者改变对"肥胖"的非理性恐惧，重新树立关于进食的正确观点，从而让患者自愿进食增加体重。但是增加体重的过程不可操之过急，应该控制每天增加体重的量，以免进一步增加患者对肥胖的恐惧，从而失去患者的信任。

2）家庭治疗：神经性厌食症常常与家庭因素有关，因此对于发病与家庭相关的患者可以采用系统的家庭治疗的方法。

（3）药物治疗：

1）抗抑郁药：SSRIs 如氟西汀 20~60mg/d，增加体重，改善抑郁焦虑的情绪。阿米替林 150mg/d，对于贪食诱吐的效果较好。

2）抗精神病药：舒必利 200~400mg/d，对单纯厌食效果较好。小剂量奥氮平可增加食欲。

【中医处理方法】

1. 中药方剂　顺气导痰汤、一贯煎、六君子汤、加味归脾汤、百合知母汤、资生丸、归肾丸。

2. 穴位按摩

（1）中脘：人体中脘穴位于上腹部，前正中线上，当脐中上 4 寸。剑突与肚脐中点取穴。

操作方法：

1）揉中脘法：用指端或掌根在穴上揉，揉 2~5 分钟。

2）摩中脘法：用掌心或四指摩中脘，5~10 分钟。

3）按中脘法：吸气停止后屏住呼吸，然后用拇指指尖按压中脘穴，心中默数 5 个数字（约 5 秒钟时间）然后呼气，放松按压的拇指。

（2）内庭穴：在第二和第三脚趾趾缝的位置，指蹼缘后方，赤白肉际处。

按摩方法：以笔尖或圆钝的物体点按此穴。每次 3 分钟，每日 2 次。

（3）气海：位于腹正中线脐下 1.5 寸，取穴时，可采用仰卧的姿势，该穴位于人体的下腹部，直线连接肚脐与耻骨上方，将其分为十等份，从肚脐 3/10 的位置，即为此穴。或肚脐下二横指即为此穴。

按摩方法：先以右掌心紧贴于气海的位置，照顺时针方向分小圈、中圈、大圈，按摩 100~200 次。再以左掌心，用逆时针方向，如前法按摩 100~200 次，按摩至有热感，即有效果。

（4）章门：该穴位于人体的侧腹部，在第 11 肋游离端的下方。简便取法为：屈肘合腋时，约当肘尖尽处。

按摩方法：坐位，挺直腰部，以拇指点按，局部酸胀感为佳，每日 1 次，每次 5 分钟。

此外背俞穴如肝俞、胆俞、脾俞、胃俞及前章所述及内关、足三里、天枢、三阴交、太冲等穴都可有效调节脾胃功能，缓解神经性厌食或呕吐症状。

肝俞：第 9 胸椎棘突下，旁开 1.5 寸。

胆俞：第 10 胸椎棘突下，旁开 1.5 寸。

脾俞：第 11 胸椎棘突下，旁开 1.5 寸。

胃俞：第 12 胸椎棘突下，旁开 1.5 寸。

（5）验方：怀山药、扁豆、茯苓、炒谷芽、炒麦芽各 12g，枳壳、鸡内金、炙甘草各 6g。将上药水煎，分 2~3 次口服，每日 1 剂。5 天为 1 个疗程。

同时可服保和丸、健脾丸等中成药调理。

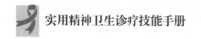

第 2 节　神经性贪食

【病因】

神经性贪食症（Bulimia Nervosa）的病因尚不明确，可能由遗传因素、社会因素、心理因素和家庭因素等共同作用而引起。

1. 遗传因素　研究表明神经性贪食与遗传有关，同时也与中枢神经递质和神经内分泌功能有关。

2. 社会因素　以瘦为美的社会背景既可以使食欲被抑制，但也可能产生反作用，导致暴饮暴食。因此有人认为神经性厌食症和神经性贪食症本质上是同一种疾病的不同表现形式。

3. 心理因素　神经性贪食症的患者常有低自尊、高神经质水平、自我期望高等心理特征。

4. 家庭因素　家庭成员关系紧张、父母管教过严或者情感被忽视可能会成为神经性贪食的诱因。

【问诊策略】

1. 以平等、耐心、亲和的态度问诊。

2. 进食增多可能因为消耗增多、所需能量增多等原因所致，要注意是否有这些情况。

3. 病理性的进食增多可能因为糖尿病、甲状腺功能亢进等原因导致，问诊时应该作出鉴别。

4. 了解是否有反复发作的、不可控制的暴食的经历，所谓暴食是指短时间内大量进食。

5. 了解是否存在进食后的补偿行为，如催吐、导泄、使用利尿剂等药物。

6. 了解上述行为（4、5）持续的时间、发生的频率。

7. 了解患者对肥胖的认知。

8. 了解每次暴食行为是否受到情绪的影响。

【诊断要点】

1. 了解患者的实际体重与主观感受到的体重之间的差别。

2. 评估贪食对患者日常生活的影响。

3. 确定患者对于肥胖强烈恐惧。

4. 确定患者有反复的、不可控制的暴食和暴食后的补偿行为。

5. 确定反复发作的暴食频率为不少于 3 个月并每周 2 次及以上。

6. 注意与躯体疾病鉴别。

7. 诊断时神经性厌食优先，即在已经明确诊断神经性厌食或厌食与暴食交替出现的情况下，只诊为神经性厌食。

【诊断标准 ICD-10】

根据 ICD-10，必要的诊断标准有以下几点：

1. 存在持续的、不可控制的进食的优势观念，并且患者会在短时间内大量进食。

2. 进食后，会采取补偿行为防止发胖，如催吐、导泄、间歇禁食、使用利尿剂等。

3. 有认为自己太胖的知觉，对肥胖强烈恐惧。

4. 诊断时间标准为发作性暴食至少每周 2 次，持续 3 个月。

5. 排除器质性病变所引起的暴食和继发于癫痫、精神分裂症等精神障碍的暴食。

【治疗方案及原则】

1. 治疗原则　个性化治疗。帮助患者扭转病理性的怕胖的观念，建立正确的饮食观念，养成合理的饮食习惯。找到不良情绪的正确应对方法。必要时可配合药物治疗。如患者长期有发作性暴食和催吐、导泄等行为，要注意患者有无电解质紊乱，如有必要应该及时纠正，以免发生不良后果。

2. 治疗方案　纠正营养，心理治疗和药物治疗相结合。

（1）纠正营养：由于反复催吐、导泄等可以导致脱水、代谢性碱中毒（低氯、低钾、血碳酸氢盐升高）、食管撕裂、休克、心率失常等，要及时发现，积极纠正。

（2）心理治疗

1）认知行为疗法：采用三阶段治疗，简单易操作。适用于有强烈治疗信念的患者，短期内疗效好，但遇到应激事件易复发。

2）森田疗法：关键在于控制呕吐行为，从而控制贪食的欲望。

3）人际关系疗法：关注人际关系而不涉及治疗内容，长期疗效较好。

（3）药物治疗：抗抑郁药如氟西汀 20mg/d，帕罗西汀 20mg/d。

【中医处理方法】

（1）中药方剂

1）舒心健食汤。

2）思香砂六君子配合疏肝活血之药。

（2）针刺疗法

有研究认为应该取足三里、公孙、内关、太冲、神门为主穴，用针灸治疗。

第3节　神经性呕吐

【病因】

1. 心理因素　神经性呕吐的患者通常具有表演型人格，如以自我为中心、易受暗示等。

2. 社会因素　没有器质性疾病，也无怕胖和减肥的想法，通常会在心情不愉时发生。

【问诊策略】

1. 以平等、尊重的态度对待患者。

2. 确定呕吐发生的具体时间（进食前，进食中，进食后?）、原因（恶心，无明显原因，自发诱导?）、频率、持续的时间。

3. 明确呕吐对食欲是否有影响。

4. 确认有无内分泌紊乱的表现，如女性原发性闭经、男性性欲减退等。

5. 确定发病前是否有情绪不良。

6. 确定患者对于体重的认知。

【诊断要点】

1. 排除引起呕吐的器质性疾病，如神经系统和消化系统疾病，育龄期女性要注意排除怀孕。

2. 呕吐反复发作，多于进食后自发或故意诱发。呕吐物为刚吃的食物，几乎每天发生，持续 1 个月以上。

3. 呕吐对食欲和食量没有影响，呕吐后可继续进食，甚至可以边吐边吃。

4. 体重多保持正常，不伴明显的内分泌紊乱。

5. 患者否认怕胖和减轻体重的心理。

6. 发病前常有不良刺激。

7. 评估呕吐的程度，对患者日常生活的影响。

【诊断标准 ICD-10】

根据 ICD-10，主要的诊断标准有

1. 自发的或故意诱发的反复呕吐，多发生于进食后，呕吐物为刚吃进的食物。

2. 体重没有明显减轻，保持在正常平均体重值的 80% 以上。

3. 否认害怕发胖或减轻体重的想法。

4. 这样的呕吐几乎每天发生，并至少已持续 1 个月。

5. 排除躯体疾病导致的呕吐以及分离转换障碍等引起的呕吐。

【治疗方案及原则】

1. 治疗原则　个性化治疗。帮助患者调整合理的饮食结构，养成合理的饮食习惯。找到不良情绪的正确应对方法。必要时可配合药物治疗。如患者呕吐情况严重，给予相应的支持治疗。

2. 治疗方案

（1）支持治疗：根据呕吐的严重程度给予相应的支持治疗，如补充维生素、水、无机盐、蛋白质、糖类等。

（2）心理治疗：支持治疗、厌恶疗法等。

（3）药物治疗：氟西汀、舒必利等均有效。

【中医处理方法】

1. 饮食清淡益健康，多参加体育锻炼，保持心情舒畅。

2. 蜂蜜姜汁治神经呕吐：蜂蜜 2 汤匙，鲜姜汁 1 汤匙，上二味加水一汤匙调匀，放锅内蒸热，少温顿服。

3. 用朱砂 30g，法半夏 15g，丁香、生甘草各 6g，冰片 0.6g，制成散剂，每服 3g，每日 2 次，治疗神经性呕吐属热、属实证者。

4. 舒肝丸、舒肝止痛丸、木香顺气丸，用于肝气犯胃。

5. 针灸治疗：主穴——中魁、中脘、足三里、内关、公孙。配穴——胃热者，口渴喜饮，口臭，加内庭、曲池、合谷，用泻法或平补平泻法；胃寒者，恶风寒，喜暖，加百会、神阙、关元，用补法并重用灸法。

6. 怀山药、扁豆、茯苓、炒谷芽、炒麦芽各 12g，枳壳、鸡内金、炙甘草各 6g。将上药水煎，分 2~3 次口服，每日 1 剂。5 天为 1 个疗程。

7. 验方一：竹茹 10g，半夏 10g，陈皮 10g，五味子 10g，生姜 15g，甘草 10g。水煎服，每日 1 剂，分早晚 2 次服。

8. 验方二：党参 10g，白术 10g，旋覆花 10g，半夏 10g，茯苓 10g，生姜 15g，夜交藤 10g，远志 6g，甘草 10g。水煎服，每日 1 剂，分早晚 2 次服。

9. 生姜三片，蜂蜜一勺，温开水冲服，可有效缓解呕吐。

（任夏瑾　武　丽）

第17章　睡眠障碍

【概述】

睡眠障碍（Insomnia Disorder）是以频繁而持续的入睡困难或睡眠维持困难并导致睡眠满意度不高为特征。可由多种因素引起，常与躯体疾病、抑郁障碍、焦虑障碍有关，包括睡眠失调和异态睡眠。睡眠与人的健康息息相关，根据 2006 年中国睡眠研究会的研究结果，中国内地成年人中失眠患病率高达 57%。世界卫生组织将每年的 3 月 21 日定为世界睡眠日。

【病因】

1. 环境原因　常见的有睡眠环境的突然改变。卧室内强光、噪声、过冷或过热。

2. 个体因素　不良的生活习惯，如睡前饮茶、饮咖啡、吸烟等。个性特征，如神经质、焦虑特性及完美主义等。

3. 躯体疾病　广义地说,任何躯体的不适均可导致失眠，如心脏病、肾病、哮喘、溃疡病、关节炎、骨关节病、肠胃病、高血压、睡眠呼吸暂停综合征、甲状腺功能亢进、夜间肌阵挛综合征、脑疾病等。

4. 精神因素　心理因素如焦虑、烦躁不安或情绪低落、心情不愉快等，都是引起失眠的重要原因。包括因某个特别事件引起兴奋、忧虑所致的机会性失眠，对失眠的恐惧引起的失眠。而 70%~80% 的精神障碍患者均报告失眠症状。

5. 长期服用安眠药或嗜酒者的戒断反应。

【问诊策略】

1. 医生应采取尊重、平等、耐心、亲切的态度倾听患者的主诉。

2. 详细询问患者是否存在器质性疾病或持续的躯体不适症状。

3. 确定患者表现为何种睡眠障碍，如入睡困难，早醒，睡眠浅。

4. 明确患者症状出现的频率及持续时间。

5. 确定是否可引出明显的低落、烦躁情绪。

6. 确定患者是否存在睡眠恐惧，如入睡前焦虑。

7. 确定患者近期是否存在睡眠节律、环境的改变。

【诊断要点】

1. 睡眠时间的个体差异很大，研究表明已知睡眠长短的主要不同在于快速眼球运动（REM）睡眠的时间不同。

2. 既要评估患者对失眠的主观体验，也要观察相对客观的睡眠生理指标。

3. 对睡前状况、睡醒节律及夜间症状进行评估。

4. 评价患者存在的失眠障碍的类型：初级失眠（入睡困难），中段失眠（睡眠浅，易醒），末段失眠（早醒）或多梦、噩梦、无睡眠感，睡后不解乏等。

5. 评估失眠对日常活动及功能的影响。

6. 确定是否存在慢性躯体疾病及近期的躯体疾病、精神障碍疾病及治疗情况、药物过敏史，以及是否存在应激事件。

7. 使用睡眠日记获得患者睡眠状况和昼夜节律的相对准确和客观的信息，对患者的睡眠质量进行评估和分析。

8. 心理测试如匹兹堡睡眠质量指数量表可对患者睡眠质量进行评估，评估周期为 1 个月，总分为 0~21 分，得分越高，表示睡眠质量越差，边界分为 8 分。夜间多导睡眠监测（Polysomnography）能够客观反映睡眠的完整性，区分失眠与睡眠感知错误。

【诊断标准 ICD-10】

1. 患者主诉入睡困难，难以维持睡眠或睡眠不解乏。

2. 这种睡眠紊乱每周至少发生 3 次并持续 1 个月以上。

3. 这种睡眠紊乱造成患者明显的苦恼或影响了其日常生活的个人功能活动。

4. 不存在可能造成这种状况的器质性因素，如神经科或其他内科疾病，精神活性物质使用障碍，或服用某种药物。

【治疗原则与方法】

1. 治疗原则　建立正确的睡眠观念、科学的心身保健理念，养成科学合理的生活习惯。减少对睡眠的不合理认知与恐惧焦虑心理。必要时辅助药物治疗，以提升患者睡眠质量，帮助患者改善情绪。

2. 治疗方案

（1）心理治疗

1）睡眠教育：帮助患者养成良好的生活、睡眠习惯。

2）认知治疗：帮助患者改正，对睡眠的错误认知，及对睡眠的非理性信念及态度，重新树立关于睡眠的积极、合理的观点。

3）睡眠限制：通过最小限度地缩短在床上的觉醒时间，建立固定的睡眠觉醒时间，来重建床和睡眠之间的联系。

4）松弛疗法：可缓解患者的紧张与过度警觉，提高睡眠质量。

5）音乐疗法：使用轻柔舒缓的音乐使患者交感神经兴奋降低，焦虑情绪得到缓解，并把患者的注意力分散出来，从而改善睡眠质量。

6）催眠疗法：通过放松和想象的方法减少过度担忧及交感神经的兴奋，从而改善睡眠质量。

（2）药物治疗

1）药物治疗应遵循个体化原则，小剂量开始给药，达到有效剂量不轻易调整剂量。

2）遵循按需、间断、足量给药原则，每周服药 3~5 天而非每晚给药。应遵循"按需服药"。

3）特殊人群如儿童、孕妇、哺乳期妇女、肝肾功能损害、重度睡眠呼吸暂停综合征等不宜服用催眠类药物。

4）推荐一般用药顺序为：短、中效苯二氮䓬受体激动剂，如唑吡坦（睡前 5~10mg 口服，老年患者剂量减半）、右佐匹克隆（睡前 2~3mg 口服，老年患者剂量减半）。其他苯二氮䓬受体激动剂，如艾司唑仑（睡前 1~2mg 口服，老年患者剂量减半，用药期间不宜饮酒）、劳拉西泮（睡前 15~30mg 口服，老年患者剂量减半）等。具有镇静作用的抗抑郁剂，如曲唑酮（睡前

25~100mg 口服）、米氮平（睡前 7.5~30mg 口服）等。

（3）物理治疗

1）光照疗法：光照单位 100 000lx，光照时间 30~45 分钟。当室外光照强度充足时，室外光照优于室内光疗。

2）物理治疗：经颅磁刺激治疗通过磁场作用于患者大脑情感认知等区域，可明显提高患者的睡眠质量，建议低频刺激左右侧额叶背外侧区，每日 20~30 分钟。

【中医处理方法】

1. 按摩穴位

（1）按摩一组穴位：百会、太阳、风池、翳风、合谷、神门、内外关、足三里、三阴交、涌泉。按摩次数以失眠程度为准，失眠轻少按摩几次，失眠重多按摩几次。按摩后立即选一种舒适的睡姿，10 分钟左右可入睡。如果仍不能入睡，可继续按摩一次即可入睡。

（2）太溪穴：足底放平，太溪穴位于足内侧，在内踝后下方与脚跟骨筋腱之间的凹陷之处。

按摩方法：盘腿正坐，用左手拇指指腹按压右侧的太溪穴，按压时先按顺时针方向旋按 20 次，然后再按逆时针旋按 20 次，然后以相同的手法用右手拇指指腹按压左侧的太溪穴。按揉时力度保持适中，每次按揉 5 分钟左右，每天 2 次。

（3）涌泉穴：屈脚掌时足部最低点，位于足前部凹陷处第 2、3 趾趾缝纹头端与足跟连线的前 1/3 处。

按摩方法：端坐于椅子上，先将右脚架在左腿上，以右手握着脚趾，再用左手掌摩擦右脚心的涌泉穴，直至脚心发热。再将左脚架在右腿上，以右手掌摩擦左脚心的涌泉穴，也是摩擦到脚心发热为止。摩擦涌泉穴的话可以有缓解烦躁的情绪，而且还可以缓解疲劳，对于健康是有好处的。

（4）血海：坐在椅子上，将腿绷直，在膝盖内侧会出现一个凹陷的地方，在凹陷的上方有一块隆起的肌肉，肌肉的顶端就是血海穴。

按摩方法：两个大拇指重叠按压这个穴位，每穴 3 分钟，每日 2 次。

2. 中药调理方法

（1）珍珠母 30g、浮小麦 15g、炙甘草 10g、大枣 3 枚，煎汤饮用。

（2）合欢花 5g、百合花 5g、野菊花 3g，代茶饮用。

（3）蜂蜜茶：40℃以下的温开水或凉开水稀释蜂蜜后食用。

（4）桂圆茶：桂圆肉 5g，泡水喝可补益心脾、养血安神，预防治疗失眠健忘、神经衰弱等。

（5）玫瑰花茶：玫瑰干花茶，开水冲泡，具有很好清香解郁助眠作用。

（6）也可在中医师指导下酌情选用酸枣仁汤、珍珠丸、知柏地黄丸、天王补心丹等成方治疗。

3. 如何提高睡眠质量

（1）睡前半小时到 1 小时之间，避免紧张的脑力活动，不宜思考问题或看书等，应做适当的体力活动，如散步，长期坚持可使身体素质得到提高，避免出现乏力现象。

（2）睡前不要过饥过饱，可以吃一些食物来助眠，如牛奶、水果（苹果、香蕉、梨等）、糖水、小米粥、酸枣仁粥、莲子粉粥等。

（3）坚持每天睡前用热水洗脚。

（4）卧室里光线要柔和、温度不易过高，这样的睡眠环境才能保证较高的睡眠质量，避免第二天出现头晕、乏力、嗜睡现象。

（5）嗜睡症状频发的人日常饮食上可多吃些葵花子、大枣、蜂蜜、小米、牛奶等。除非必要一般不使用催眠镇静药物，因为它有晨起后困倦感、易成瘾、停药后反弹等不良反应，且不宜长期服用。

（6）中午过后尽量不饮用茶叶、咖啡、可乐，睡前不宜饮酒，虽然酒精可能会使人很快入睡，但同时也会打乱睡眠节律，影响体力的恢复。不抽烟，因为尼古丁会妨碍人们平稳地进入睡眠和影响睡眠质量，哪怕是在睡前少量吸烟对睡眠也有影响。

（7）睡前吃清淡食物。

（8）睡前喝一杯温水，可以有助于胃肠道的通畅，增强体内新陈代谢，因为在睡眠前食物消化得慢，温水可稀释食物，有助于食物消化和人体新陈代谢。

（9）轻音乐，人的大脑是很神奇的，当特别安静的时候反而不能入眠，当有些繁杂的声音产生时却能很快入眠。这就是轻音乐的好处。

（10）裸睡，裸睡的好处就是能使身体放松，躺下来有种舒心的感觉，且自由、坦然，使人更容易入睡。

（11）采用适当运动、练习瑜伽等方式，有助于睡眠。

（任夏瑾）

参 考 文 献

[1] 林昆辉 . 自我伤害防治心理学 [M]. 北京：电子工业出版社，2005.

[2] 中国心理卫生协会 . 心理咨询师（基础知识）[M]. 北京：中国劳动社会保障出版社，
2017.

[3] 姚树桥 . 心理评估 [M]. 北京：人民卫生出版社，2007.

[4] 张明园，何燕玲 . 精神科评定量表手册 [M]. 长沙：湖南科学技术出版社，1998.

[5] 中国就业培训技术指导中心 . 心理咨询师 . 基础知识 [M]. 北京：民族出版社，2005.

[6] 姚树桥，杨彦春 . 医学心理学 [M]. 6 版 . 北京：人民卫生出版社，2013.

[7] 张明园，何燕玲 . 精神科评定量表手册 [M]. 长沙：湖南科技技术出版社，2015.

[8] Butler AC, Chapman JE, Forman EM. The empirical status of cognitive behavioral
therapy：A review of meta-analyses[J]. Clin Psychol Rev, 2006, 26：17-31.

[9] Norcross JC, Karpiak CP, Santoro SO. Clinical psychologists across the years：The
division of clinical psychology from 1960 to 2003[J]. J Clin Psychology Rev. 2006, 61：
1467-1483.

[10] Deborah Roth Ledley, Brian P. Marx. 认知行为疗法 [M]. 北京：中国轻工业出版社，
2012.

[11] Cuijpers P, van Straten A, Andersson G, et al. Internet-administered cognitive behavior
therapy for health problems：a systematic review [J]. Behay Med, 2008, 31：169-177.

[12] 胡佩诚 . 心理治疗（供应用心理学专业及其他专业应用心理学方向用）[M]. 北京：
人民卫生出版社，2007.

[13] 金琼 . 家谱图在家庭咨询、心理治疗培训和督导中的应用 [J]. 安徽医科大学学报，
2011，46（6）：604-607.

[14] 于春红，郑洁欢 . 家庭心理治疗的理论及其应用 [J]. 社会心理科学，2011（z1）：
76-80.

[15] 杜建彬，邱亚峰 . 无抽搐电休克治疗精神疾病的研究进展 [J]. 神经疾病与精神卫生，
2012，12（4）：423-427.

[16]   Kellne R C H, Kaiche R D C, et al. Depression severity in electroconvulsive therapy (ECT)
versus pharmacotherapy trials [J]. J ECT2015, 31 (1)：31-33.

[17] Group U E R. Efficacy and safety of electroconvulsive therapy in depressive disorders：a
systematic review and meta-analysis [J]. Lancet, 2003, 361（9360）：799-808.

[18] Grelotti DJ, Kanayama G, Pope HG. Remission of persistent methamphetamine—induced
psychosis after electroconvulsive therapy：presentation of acase and review of the

literature[J]. Am J Psychiatry, 2010, 167（1）：17-23.

[19] 曹宏波，崔林梅，黄自州，等 . 齐拉西酮联合无抽搐电休克治疗精神分裂症的血清指标及电生理特征评价 [J]. 海南医学院学报，2017，23（6）：847-850，854.

[20] 王冲，李菲菲，许冬梅，等 . 格拉斯哥和标准吞咽功能联合评定无抽搐电休克治疗后发生呛噎临床研究 [J]. 护理管理杂志，2016，16（1）：37-39.

[21] 徐杨，王惠玲，兰燕 . 齐拉西酮联合无抽搐电休克治疗难治性精神分裂症的临床效果观察 [J]. 解放军预防医学杂志，2017，35（4）：383-385.

[22] 秦勇 . 无抽搐电休克（MECT）治疗精神障碍的疗效及不良反应分析［J］. 中外医疗，2013，32：74 -75.

[23] 王伟 . rTMS 技术在精神和神经科临床的应用 [J]. 神经疾病与精神卫生，2007，7（3）：233-236.

[24] 王晓明，周树舜 . 重复经颅磁刺激技术及其治疗性应用进展 [J]. 神经疾病与精神卫生，2003，3（5）：402-403.

[25] 秋杰，许毅 . 经颅磁刺激与治疗强迫症 [J]. 国外医学精神病学分册，2005，32（Z）：87-91.

[26] Pallanti S, Bernardi S. Neurobiology of repeated transcranial magnetic stimulation in the treatment of anxiety：a critical review [J]. International Clinical Psychopharmacology，2009，24：163-173.

[27] 王晓明，谢建平 . 重复经颅磁刺激技术及其临床应用进展 [J]. 神经损伤与功能重建，2004，24（1）：43-46.

[28] 毛薇，欧阳取平，王玉平，等 . 重复经颅磁刺激技术治疗抑郁症的研究与进展 [J]. 中国临床康复，2005，9（8）：116-119.

[29] 岳莉莉，杨彦春 . 脑器质性精神障碍患者认知功能障碍研究进展 [J]. 医学综述，2016，22（6）：1138-1140.

[30] 中国医师协会神经内科分会 . 2018 中国痴呆与认知障碍诊治指南（一）：痴呆及其分类诊断标准 [J]. 中华医学杂志 . 2018.98（13）：965-970.

[31] 贾建平，王荫华，张朝东，等 . 中国痴呆与认知障碍诊治指南（一）:痴呆诊断流程 [J]. 中华医学杂志 . 2011，91（9）：577-581.

[32] 贾建平，王荫华，李焰生，等 . 中国痴呆与认知障碍诊治指南（二）：痴呆分型及诊断标准 ICD-10[J]. 中华医学杂志 . 2011，91（10）：651-655.

[33] 贾建平，王荫华，魏翠柏，等 . 中国痴呆与认知障碍诊治指南（五）：痴呆治疗 [J]. 中华医学杂志 . 2011，91（14）：940-945.

[34] 黄海英，黄海霞，于新蕊 . 中医治疗老年性痴呆临床研究进展 [J]. 实用中医药杂志 .

2010,（10）: 741-742.

[35] 郑卫莉, 郑静. 中医治疗老年痴呆患者对其日常生活能力改善效果观察 [J]. 中国现代药物应用, 2016, 10（5）: 252-253.

[36] Bellelli G, Morandi A, Trabucchi M, et al. Italian intersociety consensus on prevention, diagnosis, and treatment of delirium in hospitalized older persons[J]. Intern Emerg Med, 2018, 13（1）: 113-121.

[37] 杨璐, 高浪丽, 廖玉麟, 等. 老年谵妄的循证研究进展 [J]. 实用医院临床杂志, 2015, 12（3）: 161-164.

[38] 邵兆军. 术后谵妄发生机制的研究进展 [J]. 继续医学教育, 2017, 31（5）: 93-95.

[39] 张宁, 朱鸣雷, 刘晓红. 美国老年医学会防治老年患者术后谵妄临床指南解读 [J]. 中华老年病研究电子杂志, 2015, 3: 8-9.

[40] 杨德森, 刘协和, 许又新. 湘雅精神医学 [M]. 北京: 科学出版社, 2015.

[41] 刘年凤, 曹霞, 梁飞平. 男性酒依赖患者心理状况、社会支持、家庭环境的调查 [J]. 实用临床医学（江西）, 2013, 14（4）: 129-132.

[42] 黄国红. 酒依赖的原因分析与健康指导 [J]. 中国民康医学, 2012, 24（3）: 358-359.

[43] 申连城, 李遵清. 认知治疗对慢性酒依赖患者心理健康水平的影响研究 [J]. 中国医药指南, 2012, 10（23）: 237-239.

[44] 蒋璐繁, 陶敏, 郁业青, 等. 互助会心理团队干预对酒精依赖患者自愿戒酒后自我意识、潜在认知及酒依赖程度的影响 [J]. 贵州医药, 2017, 41（1）: 88-90.

[45] 李建芬, 鲁文兴, 廖帮磊, 等. 集体治疗缓解酒依赖患者焦虑抑郁症状的初步评价 [J]. 中国心理卫生杂志, 2017, 31（2）: 118-122.

[46] 张勤峰, 张玲, 范玉江, 等. 电针穴位刺激厌恶疗法治疗酒依赖的临床疗效 [J]. 中国民康医学, 2014, 26（10）: 13-15.

[47] 李怀震, 许宝贵, 胡志霞. 苯二氮䓬类药物依赖情况的调查 [J]. 中国民康医学, 2010, 22（11）: 1376-1377.

[48] 叶增杰, 梁木子, 高颖怡, 等. 苯二氮䓬类药物依赖的诊治进展 [J]. 医学与哲学: B. 2018, 39（2）: 65-68.

[49] 刘爱民. 医院管理学: 病案管理分册 [M]. 北京: 人民卫生出版社, 2003.

[50] 王彦恒. 实用中医精神病学 [M]. 北京: 人民卫生出版社, 2000.

[51] Merikangas K, Sadock B, Sadock V, et al. Kaplan & Sadock's comprehensive textbook of psychiatry[J]. Kaplan & Sadocks Comprehensive Textbook of Psychiatry, 2005（8）.

[52] 李凌江. 精神病学 [M]. 北京: 高等教育出版社, 2003.

[53] 王珺, 王立文. 1329 例精神发育迟滞 / 迟缓患儿临床分析与病因研究 [J]. 临床儿科

杂志，2010，28（5）：450-454.

[54] 中华医学会 . 临床诊疗指南 . 精神病学分册 [M]. 北京：人民卫生出版社，2006.

[55] 邓旭，刘永辉，韦衡秋，等 . 穴位贴敷联合经颅磁刺激治疗抑郁症的临床观察 [J].
护理实践与研究，2018（6）：150-151.

[56] 王庆夷，谢鸣 . 甘麦大枣汤防治抑郁症的临床和实验研究进展 [J]. 中国药师，2017，
20（10）：1787-1791.

[57] 刘泰，林泯儒 . 脑卒中后抑郁中医辨证分型概述 [J]. 中西医结合心脑血管病杂志，
2017，15（17）：2214-2216.

[58] 王雅慧 . 柴胡逐瘀汤治疗冠心病稳定型心绞痛（气滞血瘀兼痰浊）伴抑郁症患者的
临床疗效观察 [D]. 哈尔滨：黑龙江中医药大学，2016.

[59] 吴振国，朱顾峰，贾玉娟，等 . 抑郁发作和复发性抑郁障碍心境合并躯体疾病的临
床分析 [J]. 广东医学，2017，38（1）：121-123.

[60] 肖春兰，方贻儒，李则挚，等 . 重性抑郁障碍与双相障碍患者躯体疾病共病调查 [J].
临床精神医学杂志，2014，24（1）：36-38.

[61] 杨静娟 . 中西医结合治疗有精神病性症状的抑郁症临床研究 [J]. 中国民康医学，
2011，23（2）：178-179.

[62] Talarowska M, Zajączkowska M, Gałecki P. Cognitive functions in first-episode
depression and recurrent depressive disorder[J]. Psychiatria Danubina, 2015, 27（1）：
38-43.

[63] Kessing L V, Hansen M G, Andersen P K, et al. The predictive effect of episodes on the
risk of recurrence in depressive and bipolar disorders - a life-long perspective[J]. Acta
Psychiatrica Scandinavica, 2010, 109（5）：339-344.

[64] 翟赞伟 . 舍曲林联合舒肝解郁胶囊治疗复发性抑郁障碍的效果观察 [J]. 医药前沿，
2016，6（32）：155-156.

[65] 李凌江，马辛 . 中国抑郁障碍防治指南 [M]. 2 版 . 北京：中华医学电子音像出版
社，2015.

[66] 沈渔邨 . 精神病学 [M]. 5 版 . 北京：人民卫生出版社，2009.

[67] 于欣，方怡儒 . 中国双相障碍防治指南 [M]. 北京：中华医学电子音像出版社，2015.

[68] 李凌江，陆林 . 精神病学 [M]. 3 版 . 北京：人民卫生出版社，2015.

[69] 郝伟，于欣 . 精神病学 [M]. 7 版 . 北京：人民卫生出版社，2013.

[70] 吴文源 . 焦虑障碍防治指南 [M]. 北京：人民卫生出版社，2010.

[71] 许又新 . 神经症 [M].2 版 . 北京：北京大学医学出版社，2008.

[72] 李凌江 . 精神病学住院医师手册 [M]. 北京：科学技术文献出版社，2009.

[73] 何谦. 辨证治疗恐惧症 57 例 [J]. 实用中医药杂志，2011，27（3）：166-167.

[74] 潘珺俊，李金宝，Jason Tsai，等. 中药辨证治疗惊恐障碍患者的临床观察 [J]. 中华精神科杂志，2008，41（4）：249.

[75] 张中发. 平肝益胆汤与氯咪帕明治疗强迫症的疗效观察 [J]. 中国实用神经疾病杂志，2010，13（23）：74-75.

[76] 王翌. 针药结合治疗恢复期癔症躯体障碍 60 例的临床观察 [J]. 中医临床研究，2017，9（14）：85-87.

[77] Fordyce W E. Behavioral methods for chronic pain and illness[M]. CV Mosby，1976.

[78] 梅妍，李慧吉，韩静. 躯体形式障碍的中医药研究进展 [J]. 陕西中医，2011，32（11）：1563-1564.

[79] 中华医学会. 临床诊疗指南精神学分册 [M]. 北京：人民卫生出版社，2006.

[80] 杨甫德. 创伤后应激障碍的特点及处理 [J]. 中国社区医师，2007（15）：41-43.

[81] 潘光花. 神经性厌食症与贪食症心理社会机制及干预 [J]. 中国社会医学杂志，2015（5）：387-389.

[82] 江开达，李凌江，陆林，等. 精神病学 [M]. 3 版. 北京：人民卫生出版社，2005.

[83] 王雨宁. 中医治疗神经性厌食症研究概况 [J]. 亚太传统医药，2017，13（2）：74-75.

[84] 桑园，谢玮. 神经性贪食症的成因及治疗 [J]. 校园心理，2010，08（6）：396-397.

[85] 张晨辰，张凌瑞，代宇，等. 神经性贪食症干预措施的概述 [J]. 世界最新医学信息文摘，2017（40）：52-53.

[86] 施志乐. "神经性呕吐"中医疗法 [N]. 上海中医药报，2008-02-01（10）.

[87] 窦乃建. 疏肝降逆汤治疗神经性呕吐 69 例 [J]. 河北中医，2006，28（9）：668-671.

[88] 赵月娇. 四逆散合吴茱萸汤治疗神经性呕吐 20 例 [J]. 实用中医药杂志，2015（6）：514-516.

[89] 中华医学会神经病学分会睡眠障碍学组. 中国成人失眠诊断与治疗指南 [J]. 中华神经科杂志，2012，45（7）：534-540.

[90] 王刚，张景行. 一般人群睡眠质量的现况调查 [J]. 中国健康心理学杂志，2002，10（6）：430-432.

[91] 孙元锋，李哲，李韵，等. 超低频经颅磁刺激治疗失眠症患者的疗效 [J]. 实用医学杂志，2013，29（13）：2168-2169.

[92] 牛素英，李凝，尤红，等. 中西医结合疗法对抑郁症患者辨证施治的效果 [J]. 中国组织工程研究，2006，10（39）：7-9.

[93] 柳洲，陈士俊，张颖. 跨学科科研团队建设初探 [J]. 科技管理研究，2006（11）：137-139.

[94] 温信学.医务社会工作 [M].台北：洪叶文化，2011.

[95] 邓明国.精神卫生社会工作服务指南 [M].北京：中国社会出版社，2016.

[96] 王经亚，卫璐，魏江巍，等.医院精神卫生社会工作的基本特征 [J].劳动保障世界，2018（14）：47-48.

[97] 范明林.社会工作理论与实务 [M].上海：上海大学出版社，2007.

[98] 刘继同.医务社会工作导论 [M].北京：高等教育出版社，2008.